U0282672

大型药学知识普及丛书

药,你用对了吗

——内分泌代谢疾病用药

总 主 编　许杜娟
主　　编　葛朝亮

科学出版社

北 京

内 容 简 介

　　本书由药师和医生共同合作，从多角度回应患者关心的用药问题，从而促进合理用药。全书分别介绍腺垂体功能减退症、甲状腺功能亢进症、甲状腺功能减退症、甲状旁腺功能减退症、肾上腺皮质功能减退症、血脂异常、肥胖症、高尿酸血症、骨质疏松此九种内分泌科常见疾病。每个章节内容主要包括疾病概述、药物治疗、用药常见问题解析等部分，重点介绍了治疗目标、常用药物、联合用药注意事项等，以便协助患者分析、处置用药过程中可能遇到的问题。

　　本书内容丰富，简明实用，紧密结合临床实践，是一本指导内分泌代谢疾病患者合理用药的医学科普读物，也可供关心该类疾病治疗的人群阅读或参考。希望读者通过阅读本书，能更加积极、理性地看待疾病与药物治疗，用药时做到心中有数，以科学的方法战胜疾病。

图书在版编目（CIP）数据

　　药，你用对了吗. 内分泌代谢疾病用药 / 葛朝亮主编. —北京：科学出版社，2019.3
　　（大型药学知识普及丛书 / 许杜娟总主编）
　　ISBN 978-7-03-060515-3

　　Ⅰ. ①药… Ⅱ. ①葛… Ⅲ. ①内分泌病-用药法 ②代谢病-用药法 Ⅳ. ①R452

　　中国版本图书馆CIP数据核字（2019）第023613号

责任编辑：闵　捷　周　倩／责任校对：严　娜
责任印制：黄晓鸣／封面设计：殷　靓

科学出版社 出版
北京东黄城根北街 16 号
邮政编码：100717
http://www.sciencep.com

广东虎彩云印刷有限公司印刷
科学出版社发行　各地新华书店经销

＊

2019 年 3 月第 一 版　开本：A5（890×1240）
2020 年 8 月第七次印刷　印张：4 5/8
字数：108 000

定价：30.00 元
（如有印装质量问题，我社负责调换）

大型药学知识普及丛书
总编辑委员会

总主编
许杜娟

副总主编
夏　泉　　沈爱宗

成　员
（按姓氏笔画排序）

石庆平　朱冬春　许杜娟　孙旭群　严安定

李　浩　汪永忠　汪燕燕　汪魏平　沈爱宗

居　靖　秦　侃　夏　泉　黄赵刚　葛朝亮

《药,你用对了吗——内分泌代谢疾病用药》
编辑委员会

主 编

葛朝亮

副主编

朱冬春　马慧敏　陈逸青

编 委

（按姓氏笔画排序）

马慧敏　方　玲　朱冬春　江洁美　李瑞麟

吴　君　张　文　陈逸青　葛朝亮

写给读者的话

亲爱的读者：

您好！感谢您从浩瀚的图书中选择了"大型药学知识普及丛书"。

每个人可能都有用药的经历，用药时可能会有疑惑，这药是否能治好我的病？不良反应严重吗？饭前吃还是饭后吃？用药后应该注意些什么？当然您可以问医生，但医生太忙，不一定有时间及时帮您解答；您也可以看说明书，可说明书专业术语多，太晦涩，不太好懂。怎么办？于是我们组织多家三甲医院的临床药师及医生共同编写了本丛书，与您谈谈用药的问题。

药品是指用于预防、治疗、诊断人的疾病，有目的地调节人的生理功能并规定有适应证或者功能主治、用法和用量的物质。但药品具有两重性，其作用是一分为二的，用药之后既可产生防治疾病的有益作用，亦会产生与防治疾病无关甚至对机体有毒性的作用，即通常所说的"是药三分毒"。因此，如何合理地使用药品，从而发挥良好的治疗作用，避免潜在的毒副反应，是所有服用药品的患者所关心的问题，也是撰写本丛书的出发点。

本丛书选择了临床上需要通过长期药物治疗的常见病、多发病，首先对疾病的症状、病因、发病机制作简要的概述，让您对疾病有基本的了解；其次介绍了治疗该疾病的常用药物，各种药物的药理作用、临床应用、不良反应；最后我们根据多年临床经验及患者用药问题的调研对患者用药过程中存在的疑惑，以问答的形式解惑答疑。此外，文中还列举了临床上发生的典型案例，说明正确使用药品的重要性。

　　本丛书涵盖的疾病用药知识全面系统，且通俗易懂。广大患者可以从本丛书中找到自己用药疑问的答案。本丛书对于药师来说，也是一套很有价值的参考书。

许杜娟

2018年6月6日

如何阅读本书

本书为"大型药学知识普及丛书"的一册,本书介绍了内分泌科常见的九种疾病,由于疾病种类较多,读者可根据自己的需要,在目录中定位相应章节内容进行阅读。

疾病的治疗是一个高度专业、复杂、精细的过程,治疗方案的制订需要综合考虑多种因素,每位患者个体差异较大,治疗方案不尽相同,且可能需要定期复查调整。我们介绍用药并非鼓励或支持患者自行制订用药方案或调整用药,而是让患者做到心中有数,最大可能地理解用药,便于更好地按医嘱执行用药方案,使其发挥作用,提高疗效,避免或减轻药物不良反应;如果出现紧急病情而医生不在时,患者能展开正确的现场处置。然而,当遇到突发情况或出现自己不熟悉的新情况时,第一时间想到的应是及时至正规医疗机构就诊。

本书编写力求科学、科普,结合最新的治疗共识,尽可能想患者之所想,但由于时间仓促及编者水平有限,难免有所疏漏,欢迎各位读者批评、指正。

葛朝亮

目　录

写给读者的话
如何阅读本书

疾病一　腺垂体功能减退症

· 疾病概述 ·

概述 / 001

分类 / 002

发病原因 / 002

临床表现 / 003

治疗选择 / 004

预后 / 004

· 药物治疗 ·

治疗目标 / 004

常用药物 / 005

联合用药注意事项 / 013

特殊人群用药指导 / 015

用药案例解析 / 016

· 用药常见问题解析 ·

疾病二　甲状腺功能亢进症

· 疾病概述 ·

概述 / 022

分类 / 022

发病原因 / 023　　　　　　　临床表现 / 023

治疗选择 / 024　　　　　　　预后 / 026

· 药物治疗 ·

治疗目标 / 027　　　　　　　常用药物 / 027

联合用药注意事项 / 028　　　特殊人群用药指导 / 029

用药案例解析 / 030

· 用药常见问题解析 ·

疾病三　甲状腺功能减退症

· 疾病概述 ·

概述 / 037　　　　　　　　　分类 / 037

发病原因 / 038　　　　　　　临床表现 / 038

治疗选择 / 039　　　　　　　预后 / 040

· 药物治疗 ·

治疗目标 / 040　　　　　　　常用药物 / 040

联合用药注意事项 / 040　　　特殊人群用药指导 / 041

用药案例解析 / 042

· 用药常见问题解析 ·

疾病四　甲状旁腺功能减退症

· 疾病概述 ·

概述 / 048　　　　　　　　　分类 / 048

发病原因 / 048　　　　　　　临床表现 / 049

治疗选择 / 049　　　　　　　预后 / 050

·药物治疗·

治疗目标 / 050　　　　　　　常用药物 / 050

联合用药注意事项 / 054　　　特殊人群用药指导 / 054

用药案例解析 / 055

·用药常见问题解析·

疾病五　肾上腺皮质功能减退症

·疾病概述·

概述 / 059　　　　　　　　　分类 / 059

发病原因 / 060　　　　　　　临床表现 / 062

治疗选择 / 063　　　　　　　预后 / 063

·药物治疗·

治疗目标 / 064　　　　　　　常用药物 / 063

联合用药注意事项 / 064　　　特殊人群用药指导 / 064

用药案例解析 / 065

·用药常见问题解析·

疾病六　血　脂　异　常

·疾病概述·

概述 / 072　　　　　　　　　分类 / 072

发病原因 / 073　　　　　　　临床表现 / 074

治疗选择 / 074　　　　　　　预后 / 76

·药物治疗·

治疗目标 / 076　　　　　　　常用药物 / 076

联合用药注意事项 / 080　　　特殊人群用药指导 / 080

你用对了吗——内分泌代谢疾病用药

用药案例解析 / 081

·用药常见问题解析·

疾病七　肥　胖　症

·疾病概述·

概述 / 086　　　　　　　　　　分类 / 087

发病原因 / 087　　　　　　　　临床表现 / 087

治疗选择 / 088　　　　　　　　预后 / 090

·药物治疗·

治疗目标 / 090　　　　　　　　常用药物 / 090

联合用药注意事项 / 093　　　　特殊人群用药指导 / 094

用药案例解析 / 094

·用药常见问题解析·

疾病八　高尿酸血症

·疾病概述·

概述 / 099　　　　　　　　　　分类 / 099

发病原因 / 100　　　　　　　　临床表现 / 100

治疗选择 / 102　　　　　　　　预后 / 104

·药物治疗·

治疗目标 / 104　　　　　　　　常用药物 / 104

联合用药注意事项 / 107　　　　特殊人群用药指导 / 107

用药案例解析 / 108

·用药常见问题解析·

疾病九　骨 质 疏 松

· 疾病概述 ·

概述 / 112　　　　　　　　　　分类 / 112

发病原因 / 113　　　　　　　　临床表现 / 114

治疗选择 / 114　　　　　　　　预后 / 117

· 药物治疗 ·

治疗目标 / 117　　　　　　　　常用药物 / 117

联合用药注意事项 / 125　　　　特殊人群用药指导 / 126

用药案例解析 / 127

· 用药常见问题解析 ·

参考文献 / 133

疾病一　腺垂体功能减退症

概述

腺垂体功能减退症（hypopituitarism）是由不同病因引起的腺垂体全部或大部受损，从而使一种或多种垂体激素分泌不足所致的临床综合征。成年人腺垂体功能减退症称为西蒙病（Simmond disease）。生育期妇女因产后腺垂体缺血性坏死所致的腺垂体功能减退症称为席汉综合征（Sheehan syndrome），儿童期若发生腺垂体功能减退，可因生长发育障碍而形成垂体性矮小症。

垂体是人体内最重要的内分泌腺，是椭圆形、豆状、双侧对称的器官，位于大脑底部的蝶鞍内，周围有蝶骨包围。其通过漏斗柄与下丘脑相连，分为腺垂体和神经垂体两部分。腺垂体分泌多种激素，包括生长激素（GH）、催乳素、促性腺素（卵泡刺激素、黄体生成素）、促甲状腺激素（TSH）、促肾上腺皮质激素（ACTH）、促黑细胞激素等，主要管理3个靶腺及相应靶组织，如性腺、甲状腺、肾上腺皮质。神经垂体无分泌功能，主要储存下丘脑分泌的血管升压素和缩宫素。

垂体由于各种原因受到损伤后,可产生一系列内分泌腺功能减退的表现,常见的受影响的腺体为性腺、甲状腺及肾上腺皮质,临床上称为腺垂体功能减退症,最常见的病因为产后垂体缺血性坏死、垂体肿瘤等。其临床表现多种多样,视垂体损伤程度、病因、发展速度而定,大多是多种垂体激素缺乏所致的复合症群,也可是单个激素缺乏的表现。

分类

1. 根据垂体损伤发生部位　　本病可分为原发性腺垂体功能减退症和继发性腺垂体功能减退症。

2. 根据腺垂体激素分泌缺陷的种类　　分为全腺垂体功能减退症、部分腺垂体功能减退症和单一腺垂体功能减退症。

发病原因

腺垂体功能减退症的病因多种多样,垂体本身病变引起的称为原发性腺垂体功能减退症;下丘脑以上神经病变或垂体门脉系统破坏则称为继发性腺垂体功能减退症。总之,能影响到下丘脑神经内分泌中枢,破坏垂体完整性及血供的因素均可能引起腺垂体功能减退。病因主要有以下几方面:

(1)垂体及下丘脑附近肿瘤(成人以垂体瘤多见,儿童以颅咽管瘤多见)。

(2)垂体缺血性坏死(席汉综合征、糖尿病、动脉粥样硬化、结缔组织病、脑梗死、脑萎缩、流行性出血热、贫血等)。

(3)颅脑外伤(垂体柄断裂、垂体门脉血管中断)。

(4)垂体感染(结核、真菌、化脓性细菌、病毒性脑炎和脑膜炎、流行性出血热、伤寒、自身免疫性炎症如淋巴细胞性垂体炎等）。

（5）医源性垂体损伤（头部手术、放射治疗、糖皮质激素长期治疗）。

（6）垂体卒中（垂体瘤突然发生内出血）。

（7）垂体浸润（结节病、血色病、组织细胞增生症、嗜酸性肉芽肿病、转移性肿瘤、白血病等）。

（8）遗传性疾病（调控垂体发育的基因缺陷或发生突变，先天性下丘脑、垂体或其附近的脑组织畸形）。

（9）其他疾病。

临床表现

腺垂体功能减退症起病隐匿，临床表现变化大，主要表现为性腺、甲状腺及肾上腺功能减退的症状，可以呈亚临床表现，也可以以危象发病，其病情往往取决于原发疾病对腺垂体的破坏程度，因腺垂体破坏导致各种相关垂体激素缺乏的严重程度、种类数、减退速度及相应靶腺萎缩的严重程度。通常，激素受累顺序依次为生长激素、泌乳素、促性腺素、促甲状腺激素、促肾上腺皮质激素，也有促肾上腺皮质激素缺乏早于促甲状腺激素的情况。一般情况下，腺垂体组织丧失达50%以上时才会表现出相关临床症状，丧失75%时症状表现明显，丧失95%时症状严重。生长激素缺乏在儿童中主要表现为生长发育迟缓、身材矮小，在成人中主要表现为体力不足、肌力下降、脂肪增加、血脂紊乱等。性腺功能减退患者可出现产后无乳、闭经、乳房及外阴萎缩，男性性功能减退可出现勃起功能障碍、阴毛脱落、骨质疏松、肌肉无力等。甲状腺功能减退症（简称甲减）患者可出现面色苍白、表情淡漠、反应迟钝、怕冷、便秘、健忘、皮肤干燥脱屑、眉毛和头发稀少、食欲减退，重者则出现黏液性水肿、精神失常。肾上腺功能减退者表现为乏力、恶心、呕吐、心音弱、心率慢、脉搏细弱、血压偏低，严重时有低血糖且易受感染等。

治疗选择

1. **一般治疗**　　患者应避免过度激动、劳累，应预防感染、注意保暖、慎用镇静安眠药及降糖药物，以免诱发垂体危象。

2. **内科药物治疗**　　腺垂体功能减退症采用相应靶腺激素替代治疗一般能取得较好效果，但需要长期甚至终身维持治疗。治疗主要采用药物替代缺乏的靶腺激素，如促甲状腺激素缺乏时用左甲状腺素钠；促肾上腺皮质激素缺乏时用肾上腺皮质激素；黄体生成素及卵泡刺激素缺乏时，女性患者用雌激素、孕酮，男性患者用睾酮。儿童生长激素缺乏则补充生长激素，但成人常不需要替代治疗。

3. **其他治疗**　　一些肿瘤或鞍区占位性病变的患者可视病情选择手术、放射治疗或化疗。

预后

腺垂体功能减退症患者的预后视病因而不同，病因明确的患者给予对应治疗。例如，由垂体或邻近部位肿瘤所引起的腺垂体功能减退症的患者应以手术、放疗等方式治疗，淋巴细胞性垂体炎应用激素和（或）免疫抑制剂治疗，感染引起者应给予抗菌药物治疗。但临床上大多情况是一旦诊断就无法行病因治疗。例如，产后大出血、垂体瘤术后等引起的腺垂体功能减退，需要长期激素替代治疗，及时、适当的替代治疗后患者的生活和工作有望恢复正常,但如不及时治疗,往往使患者丧失劳动力甚至可能诱发生命危险。

药　物　治　疗

❤ 治疗目标

　　治疗目标因人而异,主要是使患者改善精神和体力活动,改善全身代谢及性功能,防治骨质疏松。一般来说,治疗目标是应用药物使皮质醇、甲状腺激素、雌激素、睾酮和生长激素在内的某种或多种激素的水平尽可能接近正常。

❤ 常用药物

　　1. 肾上腺皮质激素　　腺垂体功能减退症导致肾上腺皮质功能减退需皮质醇替代治疗时,应首先选择合适的糖皮质激素,再结合体重、年龄、性别、体力劳动轻重等因素使剂量个体化,确定一个合适的基础量。目前,临床上常用的糖皮质激素药物主要有氢化可的松,部分患者可以用长效糖皮质激素,如患者买不到药、依从性差或为了方便可替代使用泼尼松、地塞米松等,具体见表1,使用时注意以下几方面:

表1　腺垂体功能减退症常用的肾上腺皮质功能替代药物的特点

常用药物	适应证	禁忌证	服用时间	不良反应	储存条件
可的松	主要用于肾上腺皮质功能减退症及腺垂体功能减退症的补充或替代治疗	①下列患者使用时应权衡利弊，并注意观察病情：消化性溃疡、青光眼、心肌梗死、内脏手术或严重的精神病或癫痫患者。②肝功能不全者一般选用氢化可的松治疗	口服，成人一般每天2次，剂量分配为清晨2/3，午后1/3	①剂量不当可能造成的不良反应包括肾源性醛固酮增多症反应和体态：体重增加、下肢水肿、有易出血倾向、瘀斑、月经紊乱、股骨头缺血性坏死、骨质疏松及骨折、肌无力、肌萎缩、低血钾、胃肠道刺激（恶心、呕吐）、胰腺炎、消化性溃疡或穿孔、儿童生长受到抑制、青光眼、白内障、良性所内压升高综合征、瘢痕量减退和癫痫病加重。②患者还可出现精神症状：如欣快感、激动、谵妄、不安、定向力障碍，也可表现为抑郁精神症状尤易发生于合并精耗性疾病或既往在有精神病史者。③并发感染：为肾上腺皮质激素的主要不良反应，以真菌、结核菌、葡萄球菌、变形杆菌、铜绿假单胞菌或疱疹病毒多见	遮光、密封在25℃以下保存
氢化可的松	主要用于肾上腺皮质功能减退症及腺垂体功能减退症的补充或替代治疗，也可用于治疗过敏性疾病和炎症性疾病	下列患者使用时应权衡利弊并注意观察病情：消化性溃疡、电解质紊乱、青光眼、心肌梗死、内脏手术症及严重的精神病或癫痫患者	同可的松		遮光、密封保存
泼尼松	主要用于过敏性与自身免疫性炎症性疾病，适用于结缔组织病、系统性红斑狼疮、严重的支气管哮喘、皮肌炎、血管炎等过敏性疾病、急性白血病、恶性淋巴瘤及其他肾上腺皮质激素类药物的适应证等	同氢化可的松	口服，每天清晨1次，剂量一般在50～10毫克		遮光、密封保存

（1）替代治疗首选氢化可的松，其具有与生理性皮质醇作用接近、半衰期短、易于调整剂量等优点；次选泼尼松或泼尼松龙。儿童处于生长发育期，体重及体表面积不断变化，药物剂量要不断调整，半衰期较短的氢化可的松更适合小剂量增减调整；短效糖皮质激素可使患者在夜间保持相对低水平的生理性糖皮质激素活性，从而有利于患者休息及生长发育。

（2）氢化可的松常用剂量为20～30毫克/天，分2次，模拟生理分泌模式，2次剂量分配为清晨2/3、午后1/3，以后可逐渐减量至15～20毫克。近年来，有研究提示每天2次给药会引起一过性高糖皮质激素血症和后续的低糖皮质激素血症，不能充分模拟皮质醇昼夜分泌节律，因此可改为每天3次用药，如清晨10毫克、中午5毫克、晚上5毫克。但增加用药次数可能会使患者用药不便。

（3）根据临床反应结合实验室检查调整剂量，常规维持治疗使皮质醇水平保持正常上限值，替代不足时可有乏力、食欲下降、恶心、呕吐、低血压、低免疫力、电解质水平紊乱的表现。在感染、外伤、手术等应激情况下，如替代不足可发生垂体危象（肾上腺危象），出现休克、昏迷甚至死亡；当有感染、劳累、创伤等应激情况时，糖皮质激素应增加至基础剂量的2～3倍。替代过量可能会导致血压、血糖和胰岛素升高及骨密度降低。应结合患者临床表现和24小时尿游离皮质醇（UFC）测定值来调节替代剂量。

（4）不同药物的等效剂量不同。口服糖皮质激素的等效剂量，如5毫克泼尼松相当于20毫克氢化可的松，0.75毫克地塞米松，4毫克甲泼尼龙。儿童一般不使用地塞米松替代治疗。

（5）可的松、氢化可的松为短效糖皮质激素，对下丘脑-垂体-肾上腺轴（HPA）抑制作用弱，但盐皮质激素对下丘脑-垂体-肾上腺轴抑制作用较强，故水钠潴留作用较明显。泼尼松为中效糖皮质激素,对下丘脑-垂体-肾上腺轴抑制作用较短效糖皮质激素强,但较长效糖皮质激素弱。地塞米松对下丘脑-垂体-肾上腺轴抑制时间为2.75天,抑制时间长且作用强,一般不长期使用,但水钠潴留作用较低。

2. 甲状腺激素　目前,常用药物主要包括左甲状腺素钠片和甲状腺片,具体见表2。

（1）首次使用甲状腺激素替代治疗一般从小剂量开始,甲状腺片每天15～30毫克,在数周内逐渐增至60～180毫克,长期维持;也可用左甲状腺素钠片,开始每天50微克,在数周内增至足量（一般不超过200微克）,具体剂量因人而异。年老体弱、有缺血性心脏病的患者从25～50微克/天或更低剂量（如12.5～25微克/天）开始,缓慢加至有效剂量,如每2周增加1次剂量,每次增加25微克,直至达到完全替代治疗剂量。

（2）使用甲状腺激素（T_4）时应注意随访心电图,预防缺血性心脏病患者心绞痛发作,定期检测血清甲状腺激素浓度。腺垂体功能减退患者一般不用促甲状腺激素水平评估甲状腺激素替代治疗,治疗目标是使相关临床症状、体征消失,使血清游离甲状腺激素（FT_4）、总甲状腺激素（TT_4）恢复至正常范围,使促甲状腺激素降至正常或接近正常。

（3）下丘脑-垂体-肾上腺轴功能减退或肾上腺皮质功能不全的患者,如需补充甲状腺激素,应在使用本药前数日先使用肾上腺皮质激素,单独用甲状腺激素会造成或加重肾上腺皮质功能不全,严重者会引发肾上腺危象。因此,甲状腺激素的补充应在补充糖皮质激素后或与其同时应用。

3. 性腺激素　下丘脑性性功能减退者的药物治疗目前主要包括雌激素如己烯雌酚,孕激素如地屈孕酮、甲羟孕酮、甲地孕酮,雄性激素及蛋白同化激素,如苯丙酸诺龙、丙酸睾酮、十一酸睾酮等药物的制剂,具体见表3。

表2　腺垂体功能减退症常用的甲状腺功能替代药物特点

常用药物	适应证	禁忌证	服用时间	不良反应	储存条件
左甲状腺素钠片	适用于先天性甲状腺功能减退症（克汀病）和各种原因引起的儿童及成人甲状腺功能减退症的长期替代治疗，也可用于单纯性甲状腺肿、慢性淋巴性甲状腺炎，甲状腺癌术后的抑制（及替代）治疗，还可用于诊断甲状腺功能亢进症（甲亢）的抑制试验	患有非甲状腺功能低下性心力衰竭、快速型心律失常和近期出现心肌梗死者禁用，对本药过敏者禁用	清晨早餐前60分钟、空腹与足够的水一起服用	剂量过量可能导致心绞痛、心律失常、心悸、腹泻、呕吐、震颤、兴奋、头痛、不安、失眠、多汗、潮红、体重减轻、骨骼肌痉挛等	遮光、密封在25℃以下保存
甲状腺片	用于各种原因引起的甲状腺功能减退症	心绞痛、冠心病和快速型心律失常者禁用	早餐前30分钟	使用过量可引起心动过速、心绞痛、心律失常、头痛、神经质、兴奋、不安、失眠、骨骼肌痉挛、肌无力、震颤、出汗、潮红、怕热、腹泻、呕吐、体重减轻等类似甲亢的症状	遮光、密封保存

表3 腺垂体减退症常用的性腺激素特点

常用药物	适应证	禁忌证	服用时间	不良反应	储存条件
地屈孕酮	适用于治疗内源性孕酮不足引起的疾病	①已知或疑有孕激素依赖性肿瘤、不明原因阴道出血及妊娠期患者禁用；②应用性激素时有产生或加重的疾病或症状如严重瘙痒症、阻塞性黄疸、妊娠期疱疹、卟啉症和耳硬化症者禁用	月经周期的第1～25天，每天服用1次雌二醇；月经周期的第11～25天，应联合使用孕激素	①可能增加良性、恶性及未详细说明的肿瘤（包括囊肿及息肉）和孕激素依赖性肿瘤的发生风险（如脑膜瘤），并诱发精神疾病如抑郁情绪、精神紧张；②其他不良反应可能有呕吐、性欲改变、乳房肿胀、静脉血栓形成等	15～30℃、干燥处保存
十一酸睾酮	适用于男子性腺功能减退的睾酮替代疗法	前列腺癌患者及可疑者禁用。有水肿倾向的肾脏病、心脏病和高血压患者慎用	肌内注射，一般每月1次，固定在某一天；口服制剂一般需要每天给药，多早晚服用	与其他睾酮制剂相似，可以引起男性化和同化作用有关的副作用，如多毛、痤疮、食欲增高，体重增加及女性停经等	遮光，密封保存

（1）无生育要求的育龄期女性：给予雌、孕激素并行人工周期治疗，雌激素应用21天，从月经第5天起，如无月经可从任何一天起，服药第16或21天加用孕激素5天。常用的雌激素有己烯雌酚，孕激素有甲羟孕酮、地屈孕酮，目前多使用复方制剂，因其服用更为方便。

（2）有生育要求的女性：可先给予雌激素促进子宫生长，再周期性地使用3～4个月的雌激素和黄体酮，随后给予尿促性素和绒促性素，促进卵泡发育、成熟、排卵从而受孕。

（3）男性患者雄激素和蛋白同化激素替代疗法：可促进蛋白质合成，使肌肉有力、精力充沛，如苯丙酸诺龙、丙酸睾酮等制剂，常用十一酸睾酮注射液，每2～3周1次，每次250毫克，肌内注射。

（4）低促性腺激素的成年男性：维持正常的睾酮水平可肌内注射绒促性素。如需诱导生精也可给予绒促性素，待睾酮达正常水平，睾丸容积达8毫升时，加用尿促性素，一般治疗12个月以上。

（5）雌激素的主要不良反应：长期大剂量应用雌激素时可能增加乳腺癌的发生危险，单用雌激素可增加子宫内膜癌的发生危险，也有可能增加心脑血管疾病（包括卒中和心脏病发作）、静脉血栓的危险。因此，已知或怀疑妊娠、原因不明的阴道出血或子宫内膜增生、已知或怀疑患有乳腺癌及性激素相关的恶性肿瘤、6个月内患有活动性静脉或动脉血栓栓塞性疾病、严重肝肾功能障碍、血卟啉症、耳硬化症、系统性红斑狼疮患者一般不使用雌激素。

（6）雄激素的主要不良反应：雄激素有雄性化作用及对生殖系统有影响，此外雄激素类经肝脏代谢，长期应用对肝脏也有损害，可出现黄疸、转氨酶及碱性磷酸酶升高等。腺垂体功能减退症患者的雄激素替代治疗，一般采用较小剂量，不良反应多较为轻微。

4. 生长激素　　生长激素替代治疗目前常用的药物为重组人生长激素注射液，皮下注射，常用生长激素药物特点见表4。

表4　常用生长激素药物特点

常用药物	适应证	禁忌证	服用时间	不良反应	储存条件
重组人生长激素	①生长激素分泌不足所致的生长障碍的儿童患者；②已确诊下丘脑-垂体疾病（除催乳素外其他一种轴系激素缺乏）、有明确的生长激素缺乏的成人患者	①活动性恶性肿瘤的患者、妊娠期和哺乳期妇女及对本品过敏者禁用；②有慢性肾脏疾病的儿童患者在肾移植时应停止使用	剂量因人而异。一般推荐每天晚上进行皮下注射，并更换注射部位	可出现体液潴留，导致周围组织水肿。成人可能发生腕管综合征，通常为暂时性和剂量依赖性的。轻微的关节疼痛、肌肉疼痛、感觉异常，但常为自限性的。儿童罕有不良反应发生	2～8℃冷藏，不可冷冻

（1）从小剂量开始：具体剂量应个体化，将性别、年龄、雌激素水平等影响因素列入考虑范围，用药一段时间后应根据其临床反应、胰岛素样生长因子-1（IGF-1）的水平及药物不良反应调整剂量，最后以最小维持量维持治疗。女性使用剂量常高于同龄男性。

（2）防止替代过度：监测IGF-1，目标是使其值处于相应年龄的参考范围内。在调整剂量的过程中，需要每1～2个月检查1次IGF-1。当达到稳定剂量后，则需要至少每年检查1次IGF-1，治疗过程中还应监测有无出现水钠潴留等不良反应和胰岛素水平、血糖、血脂、骨密度、甲状腺功能等指标。值得注意的是，生长激素治疗可与胰岛素敏感性减退有关，需要监测血糖指标，需每年检测1次血脂，每2年复查1次骨密度，尤其是对于那些骨矿物质密度（BMD）降低的患者。

（3）生长激素在使用过程中可出现体液潴留，导致周围组织水肿，成人可能发生腕管综合征。这种症状通常是暂时性和剂量依赖性的。一旦发生这种症状，应该减少用药剂量。轻微的关节疼痛、肌肉疼痛、感觉异常可发生于成人，但常是自限性的。儿童罕有不良反应，但部分儿童使用后出现头痛等不适。有极少数病例发生了良性颅内高压的报道,还可能发生注射部位不良反应。

(4)有任何活动性恶性肿瘤的患者禁用本品,除非已证实处于非活动期并且抗肿瘤治疗已经完成的颅内肿瘤患者。

🐾联合用药注意事项

腺垂体功能减退症患者以补充糖皮质激素如氢化可的松、泼尼松等药物最为重要,且应先于甲状腺激素的补充,以免诱发肾上腺危象,应首选氢化可的松(可的松、泼尼松等需经肝脏转化为氢化可的松)。剂量应个体化,服用方法应模仿生理分泌,补充甲状腺激素须从小剂量开始,以免加重腺垂体功能减退症患者的肾上腺皮质激素缺乏,从而诱发危象。年老、心脏功能欠佳者如果立即应用大量甲状腺激素可诱发心绞痛,此类患者若同时伴有肾上腺皮质功能减退则应用甲状腺激素宜慎重,最好同时补充小剂量糖皮质激素及甲状腺激素。

糖皮质激素与拟胆碱药(如新斯的明)合用可增强后者的疗效;与维生素E、维生素K合用可增强本药的免疫效应,减轻撤药后的反跳现象;与维生素C合用可防治本药引起的皮下出血反应;与维生素A合用可消除本药所致创面愈合迟延,但同时也会影响本药的抗炎作用,糖皮质激素还可拮抗维生素A中毒时的全身反应(恶心、呕吐、嗜睡);与非甾体抗炎药(NSAID)合用可增加本药的抗炎作用,但也可能会加剧其致溃疡作用;与避孕药或雌激素制剂合用可增强本药的治疗作用和不良反应;与地高辛等强心苷类药物合用可提高强心效应,但也会增加洋地黄中毒及心律失常的发生概率,合用时应注意监测血钾水平;与蛋白同化激素合用可增加水肿的发生率,使痤疮加重;与两性霉素B和碳酸酐酶抑制药等排钾利尿药合用时可导致严重低血钾,应注意血钾和心功能变化;与碳酸酐酶抑制药长期合用易导致低血钙和骨质疏松；与噻嗪类利尿药合用可消除本药物所致的水肿；与降糖药合用可使糖尿病患者血糖升高，应适当调整降糖药剂量；与抗胆碱能药(阿托品)长期合用可致眼压增高；与三环类抗抑郁药合用可使本药引起的精神症状加重；与异丙肾上腺素合用可增强异丙肾上腺素的心脏毒性作用；与单胺氧化酶抑制药合用可诱发高血压危象；与免疫抑制剂合用可增加感染的危险性；与生长激素合用可抑制生长激素的促生长作用；与奎宁合用可降低奎宁的抗疟效力；本药及其他糖皮质激素可降低抗凝药、神经肌肉阻滞药的药理作用。

左甲状腺素钠与胺碘酮合用时，胺碘酮能阻碍甲状腺激素脱碘为三碘甲腺原氨酸(T_3)，导致甲状腺激素浓度降低，而无活性的反三碘甲腺原氨酸浓度升高。利福平通过酶诱导作用增强甲状腺激素的代谢，导致血清甲状腺激素的浓度降低；有报道，患者在接受左甲状腺素钠治疗后使用环丙沙星，可出现甲状腺功能减退症状。左甲状腺素钠可取代抗凝药(华法林)与血浆蛋白的结合，增强抗凝作用，从而增加出血风险。必须进行口服治疗的患者应严密监测凝血功能，及时调整抗凝药量。左甲状腺素钠有增强三环类药物(阿米替林)疗效的作用；锂制剂可直接作用于甲状腺腺体，抑制激素的释放，导致甲状腺功能减退。普萘洛尔可阻止甲状腺激素脱碘转换为三碘甲腺原氨酸，考来替泊、考来烯胺通过与甲状腺激素结合能显著减少本药在胃肠道的吸收；4～5小时的服药间隔可使左甲状腺素钠的吸收不良最小化，应用聚磺苯乙烯也可观察到相似的作用。硫酸亚铁能减少左甲状腺素钠在胃肠道的吸收。

雌激素或避孕药治疗能够升高血清甲状腺结合球蛋白的浓度，从而增加结合型甲状腺激素的量，甲状腺激素与其合用时可能要求增加甲状腺激素的剂量。相反，雄激素联合甲状腺激素时需降低甲状腺激素剂量。

🍇 特殊人群用药指导

1. **儿童用药指导**　　儿童处于生长发育阶段,而激素的补充需要注意用药时间,使用不当可能对生长发育造成影响。糖皮质激素建议每天7:00～8:00服用,长期每天分次使用糖皮质激素会抑制儿童的生长,这种治疗方法只可在非常危重的情况下使用。儿童服用左甲状腺素钠片前可用适量的水将片剂捣碎制成混悬液,再以适当的温开水送服。儿童患者剂量个体化尤为重要。长期、较大量使用生长激素可能使患者发生胰岛素抵抗,会使空腹血糖和胰岛素水平上升,但很少超过正常高限,停用生长激素数月后即可恢复正常。生长激素可引起水钠潴留,个别患者会出现特发性颅内压升高、外周水肿和血压升高,此时应暂停治疗。患者在治疗后骨骺生长加速、肌力增强,因此运动增多时易引起股骨头滑脱、无菌性坏死,致跛行,亦可出现膝关节、髋关节疼痛或出现骨外旋性病理状态,此时可暂时停止治疗。

2. **老年人用药指导**　　老年人常合并多种疾病,糖皮质激素长期使用不当易诱发感染、糖尿病、高血压、骨质疏松、白内障、青光眼等,应慎重调整剂量。老年腺垂体减退症患者使用左甲状腺素钠片时应减少首药剂量,以免增加心房颤动或心血管意外的风险。老年患者开始使用甲状腺激素治疗阶段应特别注意,应该选择较小的初始剂量(如12.5微克/天)并在较长的时间间隔内缓慢增加服药剂量。生长激素缺乏症是终身疾病,多需要长期使用生长激素治疗,但老年患者的用药治疗五年以上的经验很少。

3. **妊娠及哺乳期妇女用药指导**　　当糖皮质激素用于妊娠及哺乳期妇女或准备生育的妇女时,应仔细权衡其利害并选择合适的品种。患者在妊娠期间必须停用已长期服用的糖皮质激素(与其他长期疗法相同),停药过程必须逐步进行。然而某些疾病的治疗（如肾上腺皮质功能不全的替代治疗）可能需要继续甚至增加药物剂量。因糖皮质激素很容易透过胎盘，对妊娠期间用过大剂量糖皮质激素的母亲生育的婴儿，应仔细观察和评价是否有肾上腺皮质功能减退的征象。糖皮质激素随乳汁分泌，用药期间应停止哺乳。腺垂体功能减退症患者妊娠期间可继续使用左甲状腺素钠片，并注意复查调整剂量，为满足胎儿生长需要，应将甲状腺激素水平替代充分。美国食品药品监督管理局（FDA）对甲状腺素钠片的妊娠安全性分级为A级。哺乳期妇女使用生理剂量甲状腺激素替代治疗非常安全。乳汁中的药物含量亦不足以影响婴儿，患者哺乳期间可以继续使用适量的左甲状腺素钠片进行替代治疗。目前，尚无足够证据证明妊娠期间用生长激素治疗的安全性，也不能排除生长激素随母乳分泌的可能。

用药案例解析

案·例·1

病史：患者，男性，48岁。因"昏迷半天"入院，患者一年前诊断为腺垂体功能减退症，平时服药不规律。患者3天前出现发热、呕吐、胸闷等不适，当时体温为39℃，当地社区诊所予以抗感染治疗后稍好转，患者自行回家，后出现昏迷，转入三甲医院治疗。入院实验室检查提示低碳酸血症、低氧血症、低钠血症和低血糖。体检：神志不清、面色苍白、四肢厥冷。

内分泌激素检查示患者肾上腺皮质激素、甲状腺激素等水平低下，需激素替代治疗，予以注射用氢化可的松琥珀酸钠100毫克/天静脉滴注治疗，病情好转，后调整为氢化可的松片20毫克/天口服治疗，并补充左甲状腺素钠片50微克/天。1周后复查，甲状腺功能较前明显改善，患者病情平稳，出院调整氢化可的松片为泼尼松片5毫克/天继续口服治疗。

解析：本例患者一直没有激素替代治疗，发生感染等应激情况时可能会诱发腺垂体功能减退危象。腺垂体功能减退症的临床表现比较复杂，症状不明显，病程比较长，不易察觉，难以引起患者的重视。一些患者病情加重出现消化系统不适时才就诊。腺垂体功能减退症患者可表现为低体温、低血糖、低血压、低氧血症、低钠血症。肾上腺皮质激素、甲状腺激素、性腺激素为腺垂体分泌的重要激素，其分泌不足或缺失，对机体的代谢、生长发育和神经、心血管、血液等多个系统均可产生影响，严重时可危及生命。

腺垂体功能减退症治疗未达标的原因是多方面的。要提高治疗达标率，就要使患者及其家属对该病有正确的认识，告知其所替代药物为正常生理所需，遵医嘱用药非常重要，而且不同情况下药物用量需要进行调整，治疗过程中还应密切观察药物疗效和不良反应。此外，要加强对腺垂体功能减退症患者的全程用药管理，防止患者中途自行减量或停药。糖皮质激素长期替代治疗推荐使用氢化可的松片，应在早晨、中午给药或每天3次给药，但对一些用药难以坚持、依从性较差的患者，多使用每天1次的泼尼松方案补充糖皮质激素。

案 例 2

病史：患者，女性，29岁。10天前无明显诱因出现头部不适、恶心、呕吐、不思饮食，继而出现高热，体温39℃。在当地医院按"脑炎"给予相应治疗，体温虽降至正常，但逐渐出现意识不清。入院时为浅昏迷，全身皮肤苍白，乳晕稍变淡,腋毛及阴毛稀疏。追问病史,患者3年前产后出血多,无泌乳,逐渐出现月经稀少、体质减弱、血压偏低及脱发。内分泌检查结果显示患者肾上腺皮质激素、甲状腺激素水平低下,需激素替代治疗,先后予以泼尼松片(10毫克/天)、左甲状腺素钠片(50微克/天)激素补充及抗感染治疗等,之后逐渐调整泼尼松片、左甲状腺素钠片剂量,约2周后评估糖皮质激素、甲状腺激素水平,显示大致正常,排除其他疾病后病情渐平稳。出院予以泼尼松片(5毫克,每天1次),7:00~8:00服用;左甲状腺素钠片(100微克,每天1次)早晨空腹服用,与早餐间隔1小时左右。

解析:分娩时发生大出血或其他并发症极易引起腺垂体功能减退症,这与妊娠期的特殊生理状态及其血液供应特点有关。如能早期确诊,及时激素替代治疗,一般出现危象情况较少。本例患者由于临床表现不典型,则被误诊为其他疾病或未能及时诊断,以致在发生危象时才就诊。腺垂体功能减退危象的抢救要早、要及时,一旦临床诊断后就要足量使用糖皮质激素及甲状腺激素,同时要注意血糖、水电解质平衡及其他诱因或并发症的治疗。已经发生腺垂体功能减退的患者要坚持激素替代治疗,遇到感染等应激情况时应及时调整激素剂量,及早就诊,防止发生腺垂体功能减退危象。

温馨提示

(1)腺垂体功能减退症患者根据病因及病情的不同,会出现肾上腺、甲状腺、性腺多个轴或单个轴靶腺激素的缺乏。这不仅降低了患者的生存质量,还严重地威胁到患者的生命及健康。因此，给予相应靶腺激素替代治疗对生命和健康状态的维持至关重要。

（2）患者要坚持激素替代治疗，遇到感染等应激情况时需在医生或药师指导下及时调整激素剂量，及早就诊，防止发生垂体危象。

━━━━ 用 药 常 见 问 题 解 析 ━━━━

Q1 腺垂体功能减退症用药时间有要求吗？

答： 根据生理性激素分泌的昼夜节律，糖皮质激素宜在7：00～8：00给药，如需要量增加时，8：00可给予日总剂量的2/3，14：00给日总剂量的1/3。其他靶激素（如甲状腺激素、性腺激素）和生长激素均应从小剂量开始逐渐加量，根据临床指标调整药物剂量，长期维持用药剂量，以保证药物在体内的血药浓度稳定。左甲状腺素钠片应于早餐前半小时且空腹将一日剂量一次性地用适当液体（如半杯水）送服。

Q2 糖皮质激素如氢化可的松，减量过快会有哪些问题？

答： 糖皮质激素减量应在严密观察病情与糖皮质激素反应的前提下个体化处理，要注意可能出现的以下现象。

（1）停药反应：长期中或大剂量使用糖皮质激素时，减量过快或突然停用可出现肾上腺皮质功能减退样症状，轻者表现为精神萎靡、乏力、食欲减退、关节和肌肉疼痛，重者可出现发热、恶心、呕吐、低血压等，危重者甚至发生肾上腺危象，需及时抢救。

（2）反跳现象：长期使用糖皮质激素时，减量过快或突然停用可使原发病复发或加重,应恢复糖皮质激素治疗并常需加大剂量,稳定后再慢慢减量。

Q3 腺垂体功能减退症合并其他疾病时,如何替代治疗?

答: 糖皮质激素、甲状腺激素及生长激素可加重心、肝、肾负担,因此在急性重症心、肝、肾疾病期间,可能需要调整激素剂量,以利康复。如果糖尿病患者在治疗过程中胰岛素用量逐渐减少或反复发生低血糖时,要想到并发腺垂体功能减退症(或肾上腺皮质功能减退症)的可能。治疗的同时要进一步测定糖皮质激素、生长激素,并检查脑血管病变(如脑萎缩、腔隙性脑梗死)。应根据情况补充适量的糖皮质激素。否则,患者易发生低血糖、感染、晕厥或直立性低血压。

Q4 替代治疗的原则是什么?

答: 替代治疗的原则是缺什么,补什么;缺多少,补多少。一方面要特别保证肾上腺皮质激素、甲状腺激素、性激素和生长激素的生理需要;另一方面又不能替代过度。

Q5 儿童腺垂体功能减退症替代治疗为什么更需要用药评估?

答: 糖皮质激素替代过度时,很容易出现生长发育障碍和低骨量等不良反应。评价儿童患者的肾上腺皮质激素替代是否合适的标准主要是血电解质水平。青春期前患者可补充促性腺素释放激素(GnRH)或人绒毛膜促性腺素/人绝经促性腺素,在患者完成生育后可改用性激素治疗。

Q6 腺垂体功能减退症患者仅给予甲状腺激素替代可以吗？

答： 腺垂体功能减退症患者个体差异较大，病情不同的患者表现各异，有些患者可表现为仅需要补充甲状腺激素；但对于一些甲状腺激素、糖皮质激素同时缺乏的患者，甲状腺激素替代治疗应在糖皮质激素替代的基础上进行，如单用甲状腺激素，可加重肾上腺功能不足甚至诱发危象。但单用糖皮质激素，也可加重甲状腺激素缺乏，故应联合补充2种激素，且糖皮质激素替代应先于甲状腺激素替代。

Q7 老年腺垂体功能减退症替代治疗应注意什么？

答： 老年患者主要是补充适量的糖皮质激素。老年患者常存在骨质疏松、心血管病等，切忌糖皮质激素用量过度。如不发生低血糖及低血压，泼尼松片5毫克/天即可。同样，甲状腺激素的用量也可适当偏低，以免引起或加重冠心病。一般可不考虑补充性激素，如必要，亦不宜长期服用，但不同患者的激素替代存在个体差异，个体化的最合适剂量需在专科医生指导下根据复查结果逐渐调整。

Q8 因其他疾病需手术治疗腺垂体功能减退症时应如何调整用药？

答： 需大型手术治疗时，应按腺垂体功能减退症合并急性应激处理。一般的小或中等手术前，需要增加糖皮质激素剂量，必要时在手术当日静脉滴注注射用氢化可的松，手术后3～5天递减至原来的维持剂量。

李瑞麟 吴 君

疾病二　甲状腺功能亢进症

概述

　　甲状腺功能亢进症简称甲亢,是指甲状腺合成、释放过多的甲状腺激素而引起的甲状腺毒症。甲状腺毒症是指血液循环中甲状腺激素过多,引起以神经、循环、消化等系统兴奋性增高和代谢亢进为主要表现的一组临床综合征。

分类

　　1. 甲亢类型

　　(1)毒性弥漫性甲状腺肿(Graves病,GD)。

　　(2)多结节性毒性甲状腺肿(多结节性甲状腺肿伴甲亢)。

　　(3)甲状腺自主高功能腺瘤。

　　(4)碘致甲亢(碘性甲亢,IIH)。

　　(5)桥本甲亢。

　　(6)新生儿甲亢。

　　(7)垂体促甲状腺激素腺瘤。

2. 非甲亢类型

（1）亚急性甲状腺炎。

（2）无症状型甲状腺炎。

（3）慢性淋巴细胞性甲状腺炎。

（4）产后甲状腺炎。

（5）外源甲状腺激素替代。

（6）异位甲状腺激素产生（卵巢甲状腺肿等）。

发病原因

甲亢的病因包括Graves病、多结节性毒性甲状腺肿、甲状腺自主高功能腺瘤、碘致甲亢、垂体性甲亢、人绒毛膜促性腺素相关性甲亢。其中以Graves病最为常见，占所有甲亢的85%左右。

临床表现

本病的临床表现主要由血液循环中甲状腺激素过多引起，其症状和体征的严重程度与病史长短、激素升高的程度和患者年龄等因素相关。主要症状有：

1. 高代谢症状　疲乏无力、易饿、多食而消瘦、怕热、多汗、皮肤温暖潮湿，可伴有低热。甲状腺危象时可有高热。

2. 精神、神经系统　情绪易激动、性情急躁、失眠、思想不集中、多言多动、紧张多虑、记忆力减退。

3. 心血管系统　心慌、心动过速。

4. 消化系统　食欲大增、多食消瘦。老年甲亢患者可有食欲减退、畏食，常有腹泻。

5. 肌肉骨骼系统　疲乏、无力、手指颤抖、周期性瘫痪。下肢胫（胫骨）前黏液性水肿，胫骨前皮肤增粗、变厚、粗糙，呈橘皮状，汗毛增粗，类似象皮腿。

6. 生殖系统　　女性常有月经减少或闭经、不孕、流产、早产；男性有勃起功能障碍，偶有乳房发育等。

7. 颈部　　脖子变粗、甲状腺肿大、喉咙有压迫感。

8. 眼部　　突眼、眼球活动受限甚至眼睑闭合不全、眼睑水肿、视力减退、眼胀、眼痛、怕光、异物感、角膜溃疡、易流泪。

9. 其他　　头发脱落稀疏，可有轻度贫血。

治疗选择

由于Graves病是甲亢最常见的类型，本章治疗选择内容均为治疗Graves病的内容。

目前普遍采用抗甲状腺药物（antithyroid drug, ATD）治疗、放射性碘（^{131}I）治疗和手术治疗这三种疗法。

1. 甲亢的治疗　　抗甲状腺药物的作用是抑制甲状腺合成甲状腺激素，^{131}I和手术治疗则是通过破坏甲状腺组织，减少甲状腺激素的产生来达到治疗目的。

（1）抗甲状腺药物治疗：是甲亢的基础治疗，但是单纯抗甲状腺药物治疗的治愈率仅有40%左右，复发率高达50% ～ 60%。抗甲状腺药物也可用于手术和^{131}I治疗前的准备阶段。常用的抗甲状腺药物分为硫脲类和咪唑类两类，硫脲类包括丙硫氧嘧啶（propylthiouracil, PTU）和甲硫氧嘧啶（methylthiouracil, MTU）等；咪唑类包括甲巯咪唑（methimazole, MMI）和卡比马唑（carbimazole）等。我国普遍使用甲巯咪唑和丙硫氧嘧啶。

（2）^{131}I 治疗：治疗机制是^{131}I被甲状腺摄取后释放出β射线，从而破坏甲状腺组织细胞。β射线在组织内的射程仅有2毫米，不会累及毗邻组织。^{131}I用于治疗甲亢已有60多年的历史,该方法简单、经济,治愈率高,尚无致畸、致癌风险增加的报道。

（3）手术治疗:通常采取甲状腺次全切除术,两侧各留2～3克甲状腺组织。手术治疗复发率为8%。甲状腺全切复发率为0。手术治疗的主要并发症是手术损伤导致永久性甲状旁腺功能减退和喉返神经损伤。

（4）其他治疗

1）碘剂治疗:减少碘摄入量是甲亢的基础治疗之一。复方碘化钠溶液仅在手术前和甲状腺危象时使用。

2）β受体阻滞剂治疗:可以阻断甲状腺激素对心脏的兴奋作用,阻断外周组织中甲状腺激素向三碘甲腺原氨酸的转化,主要在抗甲状腺药物治疗初期使用,可较快控制甲亢的临床症状,通常使用普萘洛尔。有支气管疾病者可选用β$_1$受体阻滞剂,如阿替洛尔、美托洛尔等。

2. 甲状腺危象的治疗

（1）针对诱因治疗。

（2）抗甲状腺药物治疗。

（3）碘剂治疗。

（4）β受体阻滞剂治疗。

（5）糖皮质激素治疗。

（6）在上述常规治疗效果不满意时,可选用腹膜透析、血液透析或血浆置换等措施迅速降低血浆甲状腺激素浓度。

（7）降温治疗。

（8）其他支持治疗。

3. Graves眼病的治疗

（1）一般治疗:高枕卧位,限制钠盐,使用利尿剂,可减轻眼部水肿。注意保护眼睛，可戴有色眼镜。吸烟可以加重本病，应当戒烟。

（2）活动性Graves眼病的治疗。

（3）球后外照射治疗。

（4）治疗Graves眼病时甲亢的处理。

（5）眼眶减压手术治疗。

4. 妊娠期甲亢的治疗

（1）抗甲状腺药物治疗：妊娠早期（13周末以前）多选用丙硫氧嘧啶，妊娠中期（14～27周末）、晚期（28周以后）推荐甲巯咪唑。

（2）手术治疗：如果经药物治疗未能控制甲亢，可以选择在妊娠中期手术治疗。此时的早产发生率仍然可以达到4.5%～5.5%。

（3）哺乳期的抗甲状腺药物治疗：遵医嘱。

（4）^{131}I治疗：妊娠期禁忌^{131}I治疗。

5. 新生儿甲亢治疗　　母体的促甲状腺激素受体抗体（TRAb）可通过胎盘引起胎儿或新生儿甲亢，妊娠20～24周监测母体尤为重要，如果TRAb阳性，需要对胎儿和新生儿实行甲亢监测。

预后

（1）未经治疗的甲亢患者，病程演进可有不同的情况。

1）自发性缓解，这类患者大多病情轻，甲状腺肿和突眼都轻微，其中少数患者以后可复发。

2）波动性进展，时轻时重，呈慢性病程。

3）病情逐渐加重，终因某种并发症而死亡。

（2）经过适当的治疗后，甲亢患者病情多能控制，在用^{131}I或手术治疗的患者中，有一部分人发生甲状腺功能减退症。

药 物 治 疗

治疗目标

甲亢最理想的治疗是去除病因，从而使甲亢症状消失，垂体-甲状腺轴功能恢复正常。通过药物治疗减少甲状腺激素的合成，改善甲亢的症状与体征，而针对甲亢病因的治疗尚缺乏有效的根治手段。

常用药物

最常用的抗甲状腺药物是硫脲类。目前，国内主要使用甲巯咪唑和丙硫氧嘧啶，具体特点见表5。

表5　常用抗甲状腺药物的特点

常用药物	适应证	禁忌证	服用时间	不良反应	储存条件
甲巯咪唑	用于治疗甲亢、甲亢患者的甲状腺切除术前准备，也可作为^{131}I治疗的辅助剂，还用于甲状腺危象的治疗	中至重度红细胞计数改变者、非甲亢导致的胆汁淤积患者，使用卡比马唑或本药治疗后有骨髓损伤史的患者，对本药或硫酰胺衍生物过敏者禁用	通常可在餐后服用，适量液体（如半杯水）送服	①最严重的不良反应为粒细胞缺乏，若未及时诊断、治疗可危及生命。通常发生在用药3个月内，以后发生率逐渐降低。粒细胞缺乏可逐渐发生，也可于1～2天突然出现。应在医生指导下复查血常规，一旦发生粒细胞缺乏，马上停药。②其他不良反应包括皮疹、胆汁淤积型肝炎、药物热、关节痛、鼻炎、结膜炎、神经炎、肌痛、头痛、嗜睡、血小板减少、低凝血酶原血症、淋巴结肿大等，较少见。反应严重者需停药	25℃以下干燥环境保存

续表

常用药物	适应证	禁忌证	服用时间	不良反应	储存条件
丙硫氧嘧啶	同甲巯咪唑	严重肝功能损害者、白细胞严重缺乏、结节性甲状腺肿伴甲亢者及对硫脲类药物过敏者禁用	用足量液体吞服，每天1次的维持剂量，可早餐前服用，通常维持1～2年	①不良反应较多见皮疹或皮肤瘙痒，严重者可发展为剥脱性皮炎；多见轻度粒细胞减少；少见严重的粒细胞缺乏、血小板减少、凝血酶原减少或凝血因子Ⅶ减少；也可见再生障碍性贫血。②其他不良反应包括味觉减退、恶心、呕吐、上腹部不适、关节痛、头晕、头痛、脉管炎、狼疮样综合征。③罕见的不良反应有肝炎（可发生黄疸，停药后黄疸可持续至10周才消退），间质性肺炎，肾炎和累及肾脏的血管炎	遮光，密闭保存

🍅 联合用药注意事项

（1）甲巯咪唑

1）与抗凝药合用，可增强抗凝作用。

2）因磺胺类、对氨基水杨酸、保泰松、巴比妥类、酚妥拉明、妥拉唑林、维生素B_{12}、磺酰脲类等药物都有抑制甲状腺功能和甲状腺肿大的作用，故合用本品需注意。

3）服药期间宜定期检查血象。

4）肝功能异常、外周血白细胞数偏低者应慎用。

5）本药对一些检验指标可能造成干扰。

（2）如果由丙硫氧嘧啶换用甲巯咪唑，应在2周后评估甲状腺功能，之后2～4周监测1次。

（3）高碘食物或药物的摄入可使甲亢病情加重，使抗甲状腺药物需要量增加或用药时间延长。故在服用本品前避免服用碘剂。

🍒 特殊人群用药指导

1. 儿童用药指导

（1）甲巯咪唑：小儿应根据病情调节用量，遵医嘱。维持量按病情决定。用药过程中酌情补充甲状腺激素，避免出现甲状腺功能减退。

（2）丙硫氧嘧啶：服用丙硫氧嘧啶的患儿应立即停药并选择其他治疗，因为丙硫氧嘧啶治疗儿童甲亢可致严重肝损害。不可将丙硫氧嘧啶用作儿童甲亢治疗一线药物，特殊情况下才考虑使用。

2. 老年人用药指导　　甲巯咪唑在老年人尤其肾功能减退者中，用药量应减少。如发现甲状腺功能减弱，应及时减量或加用左甲状腺素钠。

3. 妊娠期和哺乳期妇女用药指导

（1）妊娠期和哺乳期抗甲状腺药物的治疗应谨遵医嘱。

（2）因 ^{131}I 可通过胎盘屏障进入胎儿血液循环，也可由乳汁分泌，故妊娠期和哺乳期患者应禁用此项检查或治疗。如果哺乳期患者必须做此项检查或治疗，服 ^{131}I 后应停止哺乳48小时以上。

4. 肝肾功能损害患者用药指导

（1）肝功能受损患者甲巯咪唑的血浆清除率下降。因此，给药剂量应尽可能低，并应对患者进行严密监测。

（2）肾功能受损患者由于缺乏甲巯咪唑药代动力学行为方面的数据，所以该患者人群推荐在严密监测下小心地对剂量进行个体化调整，给药剂量应该尽可能低。

用药案例解析

案·例·1

　　病史：患者，男性，40岁。诊断为毒性弥漫性甲状腺肿，治疗方案为口服甲巯咪唑片10毫克，每天2次。该患者在服药3个月后，自觉症状改善，自行停药，也未按期复诊。第5个月甲亢复发。

　　解析：甲亢治疗疗程一般较长，口服抗甲状腺药物一般需要1.5～2年，服药期间需要根据患者的病情调整药物剂量。患者常因自觉症状好转不按医生要求而自行停药，疗程不够，导致甲亢复发、治疗失败。故患者应遵医嘱按量、按疗程服药，并按期复查。

案·例·2

　　病史：患者，女性，30岁。诊断为甲亢，治疗方案为口服丙硫氧嘧啶片100毫克，每天3次。该患者在服药2周后，自觉症状改善不明显，未与医生沟通，自行加量服药1月余，后出现甲状腺功能减退症状及严重的肝功能损害。

　　解析：患者不可自行调整甲亢治疗药物的剂量，如病情改善不明显，一定要复诊，由医生调整治疗方案。患者自行加大药物剂量可导致甲状腺功能减退及严重的药物不良反应，而自行减少药物剂量可能影响治疗效果。

案·例·3

　　病史：患者，女性，20岁。诊断为Graves病，治疗方案为口服甲巯咪唑片10毫克，每天3次。但患者未遵医嘱定期复查。服药2月余，患者出现恶心、呕吐数次，且食欲差，进食减少。急诊就诊考虑甲巯咪唑片导致的肝功能损伤。

解析：甲亢治疗药物存在致肝功能损害、白细胞减少等药物不良反应，需要遵医嘱规律复查以及时发现与治疗，以免造成严重后果。故服药期间患者一定要遵医嘱复查相关检验指标，定期评估药物疗效与不良反应。

温馨提示

（1）患者应遵医嘱按量、按疗程服药，并定期复查。

（2）患者自行加大药物剂量可能会导致甲状腺功能减退及严重的药物不良反应；自行减少药物剂量或停药可能会影响治疗效果甚至导致甲亢复发。

（3）患者应遵医嘱定期复查相关检验指标，以及时发现与处置药物不良反应。

用 药 常 见 问 题 解 析

Q1 ^{131}I治疗适用于哪些情况？

答： ^{131}I治疗适用于对抗甲状腺药物过敏或出现其他不良反应、抗甲状腺药物疗效差或甲亢多次复发、有手术禁忌证或手术风险高、有颈部手术或外照射史、病程较长、老年患者（特别是有心血管疾病高危因素者）、合并肝功能损伤、合并白细胞或血小板减少、合并心脏病等情况。在Graves病合并慢性淋巴细胞性甲状腺炎的患者中，甲状腺摄碘率（RAIU）增高者可以进行^{131}I治疗。育龄期女性在^{131}I治疗前应注意排除妊娠。

Q2 ¹³¹I治疗的优点与缺点有哪些？

答： ¹³¹I治疗的优点在于控制甲状腺毒症所需的时间较短，避免手术风险，避免应用抗甲状腺药物治疗存在的潜在不良反应。

缺点为¹³¹I治疗属甲状腺破坏性治疗，可能在治疗后发生甲状腺功能减退，需要终身应用药物替代治疗，治疗后半年内不宜妊娠。

Q3 ¹³¹I治疗的原理是什么？

答： ¹³¹I治疗的原理是¹³¹I产生的β射线（占99%）在组织内射程仅约2毫米，辐射损伤只限于甲状腺内，又因增生细胞对辐射作用较敏感，很少损伤周围其他组织，可起到类似手术切除部分甲状腺的作用。少量的γ射线（占10%）可在体外测得，用于测定甲状腺摄碘功能。

Q4 采用¹³¹I治疗的患者需要特殊隔离吗？

答： ¹³¹I治疗可以通过口服给药破坏部分甲状腺。这种治疗对整个机体来说只有极少量的放射活性，但由于甲状腺能摄取和浓聚碘，使¹³¹I在甲状腺局部则有较大的放射活性。治疗后患者不需要特殊隔离，但建议注意以下方面：①患者离院返回居住地时，尽量避免公共交通，避免接触妊娠期妇女或新生儿，远离配有高敏感射线监测的场所（包括重要社会活动场馆、机场或其他安检严格的场所等）。②¹³¹I治疗后2天内，患者宜多饮水、多排尿。治疗后1周内，在固定居所中宜与他人保持1.8米以上距离，避免与他人共用餐具。③固定居所内宜配备患者单独使用的卫生间,排便时应避免尿液和粪便污染卫生间,排便后宜增加冲水次数。④ ^{131} I 治疗后 1 周至 1 个月,宜减少与家人的密切接触。特别需注意避免与儿童及妊娠期妇女的近距离接触。

Q5　采用 ^{131}I 治疗后多久能够妊娠?

答: ^{131}I 治疗后建议至少 6 个月内应避免妊娠,之后是否适合备孕,需要遵医嘱复查甲状腺功能,并与主治医生沟通后确定。一般来说, ^{131}I 治疗大多使患者出现甲状腺功能减退,以降低甲亢复发的可能,然后进行甲状腺激素(如左甲状腺素钠)替代治疗。 ^{131}I 治疗 6 个月后,在调整替代药物剂量使体内甲状腺激素水平正常后,可开始备孕;若仍然为甲亢,则需要拟定下一步甲亢治疗计划,建议待甲亢病情控制平稳后再行备孕。

Q6　丙硫氧嘧啶的不良反应主要有哪些?

答: 丙硫氧嘧啶引起的不良反应主要包括胃肠道反应、肝功能异常、肝细胞损害、肝炎、胆红素升高、白细胞减少、粒细胞缺乏等,多出现在用药的前 3 个月内。抗中性粒细胞胞质抗体(ANCA)相关性血管炎表现为急进性肾小球肾炎甚至急性肾衰竭及肺浸润或肺泡出血、皮肤溃疡和关节疼痛等,多出现在长期服用丙硫氧嘧啶的患者中。

Q7　服用抗甲状腺药物期间可以同时服用其他药物吗?

答: 由于药物之间有相互影响,服用药物种类越多,不良反应发生可能性越高,因此为了保证安全、有效地使用药物及避免重复用药,在使用抗甲状腺药物期间,若去医院就诊或去药店购买药物,无论药物是否与甲亢相关,都需告诉医生或药师目前正在使用的药物名称,建议不要随意服用草药、膳食补充剂或自行购买其他药物。

Q8 服用丙硫氧嘧啶所致的血管炎应如何处理?

答: 亚洲人群更容易患抗中性粒细胞胞质抗体相关性血管炎。研究显示,高达40%服用丙硫氧嘧啶的患者会被检测到血清抗中性粒细胞胞质抗体阳性,不过绝大多数患者不会发展为临床血管炎,多数情况在医生的指导下及时停药就可以解决血管炎问题,但少数患者可能需要采取其他措施进行治疗。

Q9 使用丙硫氧嘧啶时需要注意些什么?

答: 使用丙硫氧嘧啶的患者需要定期检查血常规、尿常规、肝生化指标及肾功能等,并注意身体变化,若出现发热、头痛、食欲缺乏、恶心、呕吐、疲劳、瘙痒、腹部右上区疼痛或压痛、深色(茶色)尿、皮肤或眼白变黄、大便异常、肌肉关节疼痛、水肿等症状,应及时就医。

Q10 患者在服用甲巯咪唑治疗甲亢中,出现粒细胞缺乏症时该怎么办?

答: 据报道,0.3% ~ 0.6%的服用甲巯咪唑治疗甲亢的病例发生了粒细胞缺乏症,因此在开始治疗时,患者应认识粒细胞缺乏症的常见症状(如高热、咽红、咽痛)。粒细胞缺乏症通常发生在治疗的最初几周,但也可能在治疗开始后数月及再次治疗时出现。如果观察到患者有这些症状,特别是在治疗的最初几周,应与医生取得联系,如果确诊为粒细胞缺乏症,那么必须停药,必要时进行抗感染治疗。在治疗开始之前及治疗过程中，推荐对红细胞计数进行严密监测。

Q11 如果患者忘记服用甲巯咪唑等抗甲状腺药物，该怎么办？

答： 偶尔漏服一次药不必过于紧张，下一次按时服用即可。如果患者经常忘记服药，可以自己备个小药盒或定个闹钟或让家人提醒，需谨记规律服药对疾病治疗的重要性。

Q12 服用甲巯咪唑等抗甲状腺药物时是否可以妊娠？

答： 目前认为，抗甲状腺药物可能都对妊娠存在一定风险，但目前多数专家认为在妊娠早期服用丙硫氧嘧啶的风险相对较小，而在妊娠中、晚期服用甲巯咪唑的风险相对较小。考虑到妊娠过程中甲亢病情有可能会加重，因此建议甲亢患者待病情完全控制后再考虑妊娠，如有妊娠计划需及时向就诊医生说明，必要时调整治疗方案。一些正在服用抗甲状腺药物而出现意外妊娠的患者需要在内分泌、妇产等专科医生和药师指导下制订治疗方案，一方面，若甲亢病情未能控制，高甲状腺激素水平对胎儿存在较大的影响；另一方面，甲亢治疗措施中的手术治疗、^{131}I治疗在妊娠期间均存在一定的禁忌，因此部分甲亢合并妊娠的患者可能需要权衡利弊后使用抗甲状腺药物治疗。建议甲亢病情未完全控制前，患者应严格避免妊娠，以免出现流产、胎儿畸形等不良妊娠结局。

Q13 甲亢治疗过程中出现甲状腺功能减退时该怎么办？

答： 若甲亢治疗过程中，出现易疲劳、怕冷、体重增加、记忆力减退、反应迟钝、嗜睡、精神抑郁、便秘、月经不调、肌肉痉挛症状以及表情淡漠,面色苍白,皮肤干燥发凉、粗糙脱屑,颜面、眼睑和手皮肤水肿,声音嘶哑,头发稀疏、眉毛外1/3脱落,手脚皮肤呈姜黄色等表现,提示可能出现甲状腺功能减退。建议及时就医复查,遵医嘱治疗。

Q14 β受体阻滞剂(如普萘洛尔)在甲亢治疗中起什么作用?

答: 甲亢患者应用普萘洛尔、阿替洛尔、美托洛尔或其他β受体阻滞剂治疗能减轻甲状腺毒症症状,尤其是心悸、震颤、焦虑和怕热症状,同时还能改善肌无力和震颤,也能改善易怒、情绪不稳和运动不耐受的程度,但需制订合适的剂量。

吴 君 朱冬春

疾病三 甲状腺功能减退症

疾病概述

概述

甲状腺功能减退症简称甲减,是由各种原因导致的低甲状腺激素血症或甲状腺激素抵抗而引起的全身性低代谢综合征,其病理特征是黏多糖在皮肤和组织堆积,表现为黏液性水肿。国外报道的临床甲状腺功能减退症患病率为0.8% ~ 1.0%,发病率为3.5/1 000;我国学者报道的临床甲状腺功能减退症患病率为1.0%,发病率为2.9/1 000。

分类

1. 根据病变发生的部位分类

(1)原发性甲状腺功能减退症:由甲状腺腺体本身病变引起的甲状腺功能减退症占全部甲状腺功能减退症的95%以上,且90%以上原发性甲状腺功能减退症是由自身免疫、甲状腺手术和^{131}I治疗甲亢所致。

(2)中枢性甲状腺功能减退症:由下丘脑和垂体病变引起的

促甲状腺激素释放激素(TRH)或者促甲状腺激素产生和分泌减少所致的甲状腺功能减退,垂体大腺瘤、垂体外照射、颅咽管瘤及产后大出血是较常见的病因;其中,由下丘脑病变引起的甲状腺功能减退称为三发性甲状腺功能减退症。

(3)甲状腺激素抵抗综合征:由甲状腺激素在外周组织实现生物效应障碍引起的综合征。

2. 根据病变的原因分类 药物性甲状腺功能减退症、手术后甲状腺功能减退症、^{131}I治疗后甲状腺功能减退症、特发性甲状腺功能减退症、垂体或下丘脑肿瘤手术后甲状腺功能减退症等。

3. 根据甲状腺功能减低的程度分类 临床甲状腺功能减退症和亚临床甲状腺功能减退症。

🍂 发病原因

成人甲状腺功能减退症的主要病因:

1. 自身免疫损伤 最常见的原因是自身免疫性甲状腺炎,包括萎缩性甲状腺炎、慢性淋巴细胞性甲状腺炎、产后甲状腺炎等。

2. 甲状腺破坏 包括手术、^{131}I治疗。

3. 碘过量 可引起具有潜在性甲状腺疾病者发生甲状腺功能减退,也可诱发和加重自身免疫性甲状腺炎。含碘药物胺碘酮诱发甲状腺功能减退症的发生率是5%～22%。

4. 抗甲状腺药物 如硫脲类、锂盐、咪唑类药物。

🍂 临床表现

1. 一般表现 易疲劳、怕冷、体重增加、记忆力减退、反应迟钝、嗜睡、精神抑郁、便秘、月经不调、肌肉痉挛等。体检可见表情淡漠,面色苍白,皮肤干燥、发凉、粗糙脱屑,颜面、眼睑和手皮肤水肿,声音嘶哑,头发稀疏、眉毛外1/3脱落,手脚皮肤可呈姜黄色。

2. 肌肉与关节　　肌肉乏力,暂时性肌强直、痉挛、疼痛,咀嚼肌、胸锁乳突肌、肱四头肌和手部肌肉可有进行性萎缩。

3. 心血管系统　　心肌收缩力下降、心动过缓、心排血量下降。心电图显示低电压。冠心病在本病中高发。约10%患者伴有高血压。

4. 血液系统　　甲状腺激素缺乏引起血红蛋白合成障碍及肠道吸收铁、叶酸障碍等,从而发生贫血。

5. 消化系统　　畏食、腹胀、便秘,严重者出现麻痹性肠梗阻或黏液水肿性巨结肠。

6. 内分泌系统　　女性常有月经过多和闭经。部分患者因血清催乳素水平增高而发生溢乳。

7. 黏液性水肿昏迷　　见于病情严重的患者,多在冬季寒冷时发病。

🏵 治疗选择

1. 替代治疗　　首选左甲状腺素钠,治疗剂量取决于患者的病情、年龄、体重等。

2. 亚临床甲状腺功能减退症的处理　　目前认为亚临床甲状腺功能减退症在下述情况下需要给予左甲状腺素钠治疗:高胆固醇血症、血清促甲状腺激素＞10毫单位/升等。

3. 黏液性水肿昏迷的治疗

(1)补充甲状腺激素。

(2)保温、供氧、保持呼吸道通畅,必要时行气管切开术、机械通气等。

(3)静脉滴注氢化可的松,患者清醒后逐渐减量。

（4）根据需要补液，但是入水量不宜过多。

（5）控制感染，治疗原发疾病。

预后

患者若规律服药，血清促甲状腺激素和甲状腺激素水平恢复到正常范围内，则预后良好。若甲状腺激素补充不足，可能会出现甲状腺功能减退的一系列表现甚至可引起黏液性水肿昏迷，其是一种罕见的危及生命的重症，预后差。若甲状腺激素补充过多，可导致心房颤动和骨质疏松等，应及时减少左甲状腺素剂量，避免发生严重心脏病，影响预后。

药 物 治 疗

治疗目标

治疗的目标是使患者甲状腺功能减退的症状和体征消失，血清促甲状腺激素和TT_4、FT_4水平维持在正常范围。

常用药物

甲状腺功能减退症的常用治疗药物包括左甲状腺素钠片和甲状腺片，适应证、禁忌证等信息详见"疾病一　腺垂体功能减退症"中表2内容。

联合用药注意事项

（1）左甲状腺素钠片和甲状腺片可降低降糖药物的降血糖效应。因此，糖尿病患者服用左甲状腺素钠片和甲状腺片时应根据血糖水平适当增加胰岛素或口服降血糖药物的剂量。

（2）左甲状腺素钠片和甲状腺片会增加抗凝剂（如华法林）作用，联合使用时应监测患者的凝血指标，必要时应调整抗凝药的剂量。

（3）抗惊厥药如卡马西平、苯巴比妥和苯妥英钠可加快左甲状腺素钠片代谢，甲状腺功能减退患者同时服用这些药物时，需要适当增加左甲状腺素钠片的剂量。

（4）服用雌激素或避孕药者，因血液中甲状腺激素结合球蛋白水平增加，合用时可能需适当调整左甲状腺激素钠片和甲状腺片剂量。

🍅 特殊人群用药指导

1. 儿童用药指导　　左甲状腺素钠片和甲状腺片均可用于儿童甲状腺功能减退症患者，左甲状腺素钠片为首选。儿童需要相对较高的剂量，约每天2.0微克/千克（体重）。婴儿在第一餐前至少30分钟服用全天的剂量。可以把药片碾碎并与水（10～15毫升）混合制成混悬液（每次使用必须现配），也可再多加入一点水（5～10毫升），避免与豆制品或母乳混合。治疗目标是达到并维持儿童正常的智力和身体生长发育。

2. 青少年用药指导　　青少年甲状腺功能减退症患者可以使用左甲状腺素钠片和甲状腺片，首选左甲状腺素钠片，用药剂量取决于患者的病情、年龄、体重，需要个体化。几乎没有内源性甲状腺功能的甲状腺功能减退症患者，通常需要1.6～1.8微克/千克（体重）的左甲状腺素钠片，少数患者可能需要2.0～2.1微克/千克（体重）甚至更高剂量，建议使用理想体重预测左甲状腺素钠片的补充剂量，复查甲状腺功能，逐渐调整剂量，至临床表现消失及甲状腺激素水平正常。

3. 老年人用药指导　　老年甲状腺功能减退症患者应慎重

使用左甲状腺素钠片和甲状腺片，老年人心血管疾病的患病率高，左甲状腺素钠片需要较低的剂量，大约每天1.0微克/千克（体重），且一般起始量宜小，逐渐增加。

4. 妊娠期妇女用药指导　　妊娠期妇女可选用左甲状腺素钠片，慎用甲状腺片。在使用左甲状腺素钠片治疗期间，必须严密监护，避免造成过低或过高的甲状腺功能，以免对胎儿造成不良影响。妊娠期间不能同时使用左甲状腺素钠片和抗甲状腺药物。

用药案例解析

案·例·1

　　病史：患者，女性，28岁。诊断为甲状腺功能减退症，一直服用左甲状腺素钠片（50微克，每天1次）治疗，症状控制较好，血清促甲状腺激素和TT_4、FT_4水平均维持在正常范围。后患者妊娠，因担心药物对胎儿的影响，自行停用左甲状腺素钠片。

　　解析：左甲状腺素钠片在妊娠用药安全性分级中处于最安全的级别（A级），妊娠期甲状腺功能减退症如不治疗，可损害胎儿的神经、智力发育，增加早产、流产、低体重儿、死胎等的风险。因此，必须继续给予适量左甲状腺素钠片治疗，使甲状腺功能调整至正常。既往有甲状腺功能减退症的妇女一旦妊娠，应立即就诊检测甲状腺功能，以调整左甲状腺素钠片剂量。妊娠后甲状腺激素需要量在妊娠前的基础上一般会增加30%～50%。妊娠期妇女甲状腺功能减退症的规范治疗可以改善产妇和新生婴儿的结局。

案·例·2

病史：患者，男性，75岁。患原发性甲状腺功能减退症近20年，一直服用左甲状腺素钠片（1.5片即75微克，每天1次）。近期感觉乏力，活动后明显，自行加服至2片（100微克，每天1次）。加服后乏力症状有所改善，遂又自行加服至2.5片（125微克），2个月后患者突发心绞痛，入院急诊治疗。

解析：甲状腺功能减退症患者在使用左甲状腺素钠片治疗期间，应定期复查甲状腺功能，根据检查结果由医生调整给药剂量。患者不宜根据感觉自行增加或减少左甲状腺素钠片剂量，过大的剂量可能会导致心脏疾病和骨质疏松等不良反应。另外，老年患者更容易受到左甲状腺素钠片剂量过大的不利影响，因此剂量调整更需慎重。故年龄越大、病情越重的患者，甲状腺激素替代治疗应起步量越小，加量越慢。本例患者就因自行增加剂量诱发心绞痛而入院治疗。

案·例·3

病史：患者，女性，56岁。甲状腺癌根治术后3年，术后一直服用左甲状腺素钠片125微克（左甲状腺素钠片50微克×2.5片）。患者每半年复查1次甲状腺功能，指标不稳定，时高时低，后询问发现患者服用左甲状腺素钠片时间不固定，且经常漏服。

解析：甲状腺癌根治术后的患者，应规律服用左甲状腺素钠片，这样可降低肿瘤复发或转移风险。每天固定早晨空腹服用左甲状腺素钠片，可使体内甲状腺激素维持在稳定水平，反之，甲状腺功能指标不达标，可影响治疗效果甚至导致肿瘤的复发。

温 馨 提 示

（1）甲状腺功能减退症多需终身规律服药，定期监测甲状腺功能指标，不可随意增减剂量或停药。

（2）甲状腺功能减退症患者妊娠期间使用左甲状腺素钠片较为安全，但注意加强甲状腺功能水平的监测。

—— 用 药 常 见 问 题 解 析 ——

Q1 为什么医生让在早餐前60分钟服用左甲状腺素钠片，而说明书建议在早餐前30分钟服用？

答： 服药的时间不同，食物可能会影响药物的吸收，进而影响疗效。对于左甲状腺素钠片，不同的服药时间相比较，从吸收好到差排序分别是早餐前60分钟、睡前、早餐前30分钟、餐时，因此选择早餐前60分钟更好。

Q2 其他药物能否与左甲状腺素钠片同时服用？

答： 左甲状腺素钠片与其他药物的服用间隔最好在4小时以上，因为有些药物和食物会影响左甲状腺素钠片的吸收和代谢。例如，氢氧化铝、碳酸钙、考来烯胺、硫糖铝、硫酸亚铁、食物纤维添加剂等均可影响小肠对左甲状腺素钠片的吸收；苯巴比妥、苯妥英钠、卡马西平、利福平、异烟肼、洛伐他汀、胺碘酮、舍曲林等药物可以加速左甲状腺素钠片的清除。甲状腺功能减退症患者同时服用这些药物时，需要调整左甲状腺素钠片用量。不同的药物影响程度可能不同，具体药物需要在使用前咨询药师或医生。

Q3 甲状腺功能减退症患者在备孕时服用甲状腺片效果良好，医生说最好换为左甲状腺素钠片，为什么？

答： 甲状腺片是动物甲状腺的干制剂，甲状腺素与三碘甲腺原氨酸比例显著低于人体甲状腺分泌的比例，并且三碘甲腺原氨酸含量不稳定，会引起血清甲状腺激素降低，因此不适用于妊娠期妇女。服用上述药物的患者，在计划妊娠或发现妊娠时建议在医生指导下调整为左甲状腺素钠片治疗。

Q4 甲状腺功能减退症患者正在服用左甲状腺素钠片，需要多久复查1次甲状腺指标？

答： 补充甲状腺激素，重新建立下丘脑-垂体-甲状腺轴的平衡一般需要 $4 \sim 6$ 周的时间，所以治疗初期，每间隔 $4 \sim 6$ 周测定1次血清促甲状腺激素及 FT_4。根据促甲状腺激素及 FT_4 水平调整左甲状腺素钠片剂量，直至达到治疗目标。治疗达标后，至少需要每 $6 \sim 12$ 个月复查1次上述指标。

Q5 儿童患者服用左甲状腺素钠片时，左甲状腺素钠片可以放入水中捣碎服用吗？

答： 可以，可用适量的水将片剂捣碎制成混悬液，注意选用温开水，避免选用果汁、饮料、矿泉水等液体。但谨记该步骤需在服药前进行，现配现用，得到的药物混悬液可再用适量的温开水送服。

Q6 患者正常服用左甲状腺素钠片治疗甲状腺功能减退症时妊娠了，需要注意什么？

答： 应立即就诊检测甲状腺功能和自身抗体，根据检查结果调整左甲状腺素钠片的剂量。如果不能立即就诊，可以自行增加原有左甲状腺素钠片剂量的25%～30%，尽快就医，根据检查结果调整药物剂量更为安全。

Q7 患者处于妊娠期，现在诊断为甲状腺功能减退症，医生为其开具左甲状腺素钠片，这个药对胎儿有影响吗？

答： 妊娠期甲状腺功能减退可影响胎儿的神经、智力发育，增加早产、流产、低体重儿、死胎等风险，必须给予治疗。规范使用左甲状腺素钠片治疗可以改善产妇和新生儿、婴儿的结局。

Q8 患者服用左甲状腺素钠片后出现头痛、失眠、多汗，近期体重下降，这些症状和体征与这种药物有关吗？

答： 患者出现这些症状和体征考虑可能与药物使用过量有关，需进行甲状腺指标的检查，如果确定为用药过量，应减少患者的每天剂量或停药几天。待上述症状和体征消失后，应小心地重新开始药物治疗。

Q9 甲状腺功能减退症患者目前在服用左甲状腺素钠片，感觉很好，什么时候可以停药？

答： 如果患者是非其他原因导致的甲状腺功能减退，即原发性甲状腺功能减退症，可能需要终身服药，不能停药。若患者自行停药，导致体内甲状腺激素不足，可能引起黏液性水肿昏迷等严重不良反应，应尽量避免发生这种情况。

Q10 左甲状腺素钠片长期服用会有哪些不良反应？

答： 如果按照医嘱服药，并且定期复查甲状腺功能指标，一般不会出现不良反应。有极少数超敏患者，可能会出现过敏反应,如服药后出现皮疹、瘙痒等。治疗期间患者的用药剂量可能需要根据复查的甲状腺功能指标而进行调整,以免造成剂量相对过大,产生类似甲亢表现的不良反应。

江洁美　李瑞麟

疾病四　甲状旁腺功能减退症

疾 病 概 述

概述

甲状旁腺功能减退症简称甲旁减，是指甲状旁腺素（PTH）分泌过少和（或）效应不足而引起的一组临床综合征。其临床特点是手足搐搦、癫痫样发作、低钙血症和高磷血症。长期口服钙剂和维生素D制剂可使病情得到控制。

分类

其临床常见类型有特发性甲状旁腺功能减退症、继发性甲状旁腺功能减退症、低血镁性甲状旁腺功能减退症，少见类型包括假性甲状旁腺功能减退症。

发病原因

1. 甲状旁腺素生成减少　　有继发性和特发性两种原因。继发性主要是由于甲状腺或颈部手术使甲状旁腺切除或损伤所致，也可由甲状旁腺手术或颈部放射治疗引起。特发性甲状旁腺功能减退症的病因尚未明确,可能与自身免疫有关。

2. 甲状旁腺素分泌受抑制　　严重的低镁血症可暂时性抑制甲状旁腺素分泌,引起可逆的甲状旁腺功能减退,因为镁离子是甲状旁腺素释放所必需的。

3. 甲状旁腺素作用障碍　　甲状旁腺素受体缺陷使甲状旁腺素对其靶器官(骨、肾)组织细胞的作用受阻,从而导致甲状旁腺素抵抗。这种病因引起的疾病为假性甲状旁腺功能减退症。

🍎 临床表现

1. 神经肌肉应激性增加　　可出现指端或嘴部麻木和刺痛,手足与面部肌肉痉挛,随即可出现手足搐搦(血清钙一般在2毫摩尔/升以下),典型表现为双侧拇指强烈内收,掌指关节屈曲,指骨间关节伸展,腕、肘关节屈曲,形成鹰爪状。

2. 神经、精神症状　　有些患者,特别是儿童可出现惊厥或癫痫样全身抽搐,不伴有手足搐搦,常被误诊为癫痫大发作。

3. 外胚层组织营养变性　　如表现为白内障,颇为常见,可严重影响视力。纠正低血钙可使白内障不再发展。还可表现为牙齿发育障碍,牙齿钙化不全,齿釉发育障碍,呈黄点、横纹、小孔等病变。

🍎 治疗选择

1. 急性低钙血症的治疗　　当发生手足搐搦、喉痉挛、哮喘、惊厥或癫痫样大发作时,应到医院就诊,静脉注射10%葡萄糖酸钙注射液10～20毫升,注射速度应缓慢,必要时4～6小时后重复注射,每天酌情1～3次。若发作严重可短期内辅以地西泮或苯妥英钠注射治疗,以迅速控制搐搦与痉挛。

2. 间歇期处理　　应长期每天口服钙剂,症状较重患者须加用维生素D制剂,伴有低镁血症者应立即补充镁。对药物治疗无效或已发生各种并发症的甲状旁腺功能减退症患者可考虑同种异体甲状旁腺移植治疗,但寻找供体困难。

预后

长期规律服用钙剂和维生素D制剂,预后较好。治疗过程中若药物剂量不足可能导致临床症状难以控制,并发症逐渐加重;或出现因药物剂量过大而尿钙排泄增多,从而造成肾脏钙质沉着、肾结石等,严重时导致肾功能受损,可影响预后。

药 物 治 疗

治疗目标

治疗的目标是控制症状,血清钙控制接近正常或在正常低限,尿钙排量保持在正常水平;减少甲状旁腺功能减退并发症的发生,改善患者生活质量,避免维生素D中毒。

常用药物

补充钙剂的常用药物特点见表6。

表6　补充钙剂的常用药物特点

常用药物	适应证	禁忌证	服用时间	不良反应	储存条件
碳酸钙片	用于预防和治疗钙缺乏症，如骨质疏松、手足抽搐症、骨发育不全、佝偻病及儿童、妊娠期妇女、哺乳期妇女、绝经期妇女、老年人钙的补充	高钙血症、高钙尿症、含钙肾结石或有肾结石病史患者禁用	饭后服用	①嗳气，便秘；②偶可发生乳-碱综合症，表现为高血钙、碱中毒及肾功能不全；③长期过量服用可引起反跳性胃酸分泌增多，并可发生高钙血症	密封，干燥处(10~30℃)保存
牡蛎碳酸钙片/咀嚼片	用于儿童、妊娠期妇女或哺乳期妇女、绝经期妇女及老年人补充钙质	①对本品过敏者禁用；②高钙血症、高钙尿症及肾结石患者禁用；③服用洋地黄类药物期间禁用	饭前、饭后服用均可	①可见嗳气、便秘、腹胀不适；②偶见高血钙、肾功能不全；③长期过量服用可引起反跳性胃酸分泌增多	密封，干燥处保存
葡萄糖酸钙(片/口服液)	用于预防和治疗钙缺乏症、手足抽搐症、骨发育不全、佝偻病及妊娠期妇女、哺乳期妇女、绝经期妇女、老年人钙的补充	高钙血症、高钙尿症、含钙肾结石或有肾结石病史患者禁用	饭前、饭后服用均可	偶见便秘	密封保存
醋酸钙(胶囊/片)	用于预防和治疗钙缺乏症，如骨质疏松、手足抽搐症、骨发育不全、佝偻病及儿童、妊娠期妇女、哺乳期妇女、绝经期妇女、老年人钙的补充	高钙血症、高钙尿症者禁用	饭前、饭后服用均可	偶见便秘	密封，干燥处保存

续表

常用药物	适应证	禁忌证	服用时间	不良反应	储存条件
枸橼酸钙咀嚼片	本品为补钙剂,用于预防和治疗钙缺乏症,如骨质疏松、手足抽搐症、骨发育不全、佝偻病及妊娠期妇女、哺乳期妇女、绝经期妇女补钙的补充	①禁与洋地黄类药物联合使用;②高钙血症、高钙尿症,含钙肾结石或有肾结石病史患者禁用	饭前、饭后服用均可	偶见便秘	密闭保存
维D钙咀嚼片	用于妊娠期妇女、哺乳期妇女、更年期妇女、老年人、儿童等钙的补充,并帮助防治骨质疏松	高钙血症、高尿酸血症者禁用	饭前、饭后服用均可	①嗳气、便秘;②过量服用可发生高钙血症,偶可发生乳-碱综合征,表现为高血钙、碱中毒及肾功能不全	密闭、干燥处保存
碳酸钙D3咀嚼片	用于妊娠期妇女或哺乳期妇女、更年期妇女、老年人等钙的补充,也用于防治骨质疏松	高钙血症、高尿酸血症、合并肾结石或有肾结石病史者禁用	饭前、饭后服用均可	①嗳气、便秘;②过量服用可发生高钙血症、乳-碱综合征,表现为高血钙、碱中毒及肾功能不全	密闭、室温、干燥处保存
维生素D2胶丸	①用于维生素D缺乏症的预防与治疗;②用于慢性低血钙症、低磷血症、佝偻病及伴有慢性肾功能不全的肾性牧化症、家族性低磷血症及甲状旁腺功能低下(术后,特发性或假性甲状腺功能低下)的治疗;③用于治疗急、慢性及潜在手术后手足搐搦症及特发性手足搐搦症	高钙血症、维生素D增多症、高磷血症伴肾性佝偻病患者禁用	饭前、饭后服用均可	①便秘、腹泻、持续性头痛、食欲减退、口内有金属味、恶心、呕吐、口渴、疲乏、无力;②肾痛、尿浑浊、惊厥、高血压、眼对光刺激敏感度增加、心律失常;③偶有精神异常、皮肤瘙痒、肌痛、严重腹痛(有时误诊为胰腺炎)、夜间多尿、体重下降	避光、密封保存

续表

常用药物	适应证	禁忌证	服用时间	不良反应	储存条件
阿法骨化醇软胶囊	用于骨质疏松、佝偻病和软骨病、肾性骨病、甲状旁腺功能减退症患者	对维生素D及其类似物过敏、高钙血症、有中毒征象者禁用	饭前、饭后服用均可	小剂量单独使用（＜1.0微克/天）一般无不良反应，长期大剂量用药或与钙剂合用可能会引起高钙血症和高钙尿症；偶见食欲缺乏、恶心、呕吐及皮肤瘙痒感等	遮光，密封，在阴暗（避光）不超过20℃干燥处保存
骨化三醇胶丸	①用于绝经后骨质疏松患者；②用于慢性肾衰竭尤其是接受血液透析而有肾性骨营养不良症患者；③用于术后甲状旁腺功能低下患者；④用于特发性甲状旁腺功能低下、假性甲状旁腺功能低下、维生素D依赖性佝偻病、低血磷性维生素D抵抗型佝偻病患者等	①禁用于与高血钙有关的疾病；②禁用于已知对本品或同类药品及其任何赋形剂过敏的患者；③禁用于有维生素D中毒征象的患者	饭前、饭后服用均可	①高钙血症；②偶见的急性症状包括食欲减退、头痛、恶心、呕吐、腹痛或上腹部痛和便秘；③慢性症状包括肌无力、体重降低、感觉障碍、发热、口渴、烦渴、多尿、脱水、情感淡漠、发育迟缓及泌尿道感染	遮光，密闭，25℃以下保存

🌰 联合用药注意事项

（1）应注意，很多钙剂中含有维生素D制剂，要避免过量补充维生素D制剂，造成维生素D中毒。例如，维D钙咀嚼片是维生素D_3和碳酸钙复方制剂，因此在选用时应注意维生素D_3的剂量是否超过需要剂量。

（2）钙剂与呋塞米合用可促进钙的排泄，因此应避免用于甲状旁腺功能减退症患者。

（3）钙剂可降低洋地黄类药物（如地高辛）抗心律失常的作用，应尽量避免同时服用。

（4）维生素D制剂和激素（地塞米松、泼尼松、口服避孕药等）之间存在功能性拮抗的关系。维生素D制剂能促进钙的吸收，而一些激素可能会抑制钙的吸收。

🌰 特殊人群用药指导

1. 儿童用药指导　　钙剂和维生素D制剂均可用于儿童甲状旁腺功能减退症患者，建议选择颗粒剂、口服液或滴剂以方便服用。药物可以先放入汤匙然后混入儿童的饮料中（如橙汁等）。

2. 青少年用药指导　　钙剂和维生素D制剂均可用于青少年甲状旁腺功能减退症患者。青少年因生长发育需要，更加需要适当增加钙剂和维生素D的补充。

3. 老年人用药指导　　钙剂和维生素D制剂均可用于老年甲状旁腺功能减退症患者，但老年人肝肾功能减弱，用药时建议监测血钙和血肌酐浓度。

4. 妊娠期妇女用药指导　　钙剂和维生素D制剂均可用于

妊娠期甲状旁腺功能减退症患者。随着妊娠的时间不同,妊娠期妇女体内的激素分泌有波动,因此应加强血清钙的检测。推荐每2～3周复查1次,保证钙离子维持在正常偏低水平。

🍎 用药案例解析

案　例

病史:患者,女性,55岁。行甲状腺切除术后,出现甲状旁腺功能减退,服用牡蛎碳酸钙片和骨化三醇胶丸,经治疗后血钙控制在正常低限。后患者自行将牡蛎碳酸钙片换为维D钙咀嚼片,同时骨化三醇胶丸剂量不变,3个月后复查血钙高于正常值。

解析:患者既往服用的是牡蛎碳酸钙片,牡蛎碳酸钙片仅可补充钙,之后换用维D钙咀嚼片,维D钙咀嚼片是维生素D_3和碳酸钙复方制剂,其元素钙含量比牡蛎碳酸钙片高且同时含有维生素D_3,患者同时补充的骨化三醇胶丸是维生素D_3的活性形式,可促进钙离子的吸收,因此,患者服用一段时间后可能出现血钙升高现象,若长期服用可导致维生素D中毒和高钙血症,引起肾脏、心脏损伤。患者在选用钙剂和维生素D_3时应注意其中所含成分和具体剂量,应在医生或药师指导下调整药物。

温馨提示

长期规律服用钙剂和维生素D制剂,选择药品需注意成分,不可自行换药。

用 药 常 见 问 题 解 析

Q1 若每天都喝很多牛奶,是否可以不用服用钙片了?

答: 医学鼓励从饮食或营养品中增加钙的补充,但需注意其含钙量是否能达到需要的治疗剂量。应保持钙相关的饮食或营养品固定,通过对血钙和尿排钙的检测,由医生决定是否需要额外补充钙片,另外需要注意适量原则,并不推荐大量摄入牛奶或其他某种食物,以免给身体带来其他健康问题。

Q2 听说晒太阳可以补钙,这种做法可以替代钙片和维生素 D 吗?

答: 钙必须经过维生素 D_3 的作用才能被人体吸收。晒太阳可以让体内产生更多的维生素 D_3,也就是说晒太阳只是促进了钙的吸收,并不能直接补钙,因此晒太阳是不能替代钙片的。维生素 D 制剂的补充需要根据疾病的严重程度,症状重的患者需要加用维生素 D 制剂。甲状旁腺功能减退症是指外源性维生素 D 转化为活性维生素 D 的过程发生障碍,一般需通过药物额外补充活性的维生素 D 制剂,如骨化三醇、阿法骨化醇。

Q3 钙片是早晨服用好,还是晚上服用好?

答: 一般认为钙片在晚上睡前服用较好。因为人体的血钙水平在午夜至清晨最低,此时骨骼的钙吸收力度最大。故睡前服用钙剂可使钙得到充分吸收和利用。但也有不同意见,因此也可以白天服用。

Q4 长期服用钙片有什么副作用？

答： 长期服用钙片可能会出现嗳气、便秘、腹胀不适等，一般不严重，不影响患者继续服用钙片。如果出现便秘，可适当增加水果、蔬菜等高纤维食物摄入，适当运动也可改善便秘症状。若服用过量可出现高血钙、肾脏损伤，因此服用钙片过程中应定期复查血钙水平，根据血钙情况调整钙片剂量。

Q5 维生素D是不是就是鱼肝油？

答： 我们常说的鱼肝油药名为维生素AD，是海洋中多种鱼类的肝脏提取物，其成分为维生素A和维生素D_3。甲状旁腺功能减退症患者仅需要补充维生素D即可，无须补充维生素A。另外，维生素D_3起效慢，在体内的作用时间较长，停药后作用消失需要2周～4个月，且需要经人体的肝脏和肾脏代谢，才能转化为活性的维生素D。羟化的维生素D_3（如骨化三醇、阿法骨化醇）疗效迅速且较稳定，停药后3～6天作用即消失，因此不建议使用鱼肝油。

Q6 甲状旁腺功能减退症患者合并肝脏疾病在补充维生素D时有无需要注意的事项？

答： 甲状旁腺功能减退症患者若出现肝功能不全一般不推荐选用阿法骨化醇，因其需经肝脏代谢才能转化为活性的维生素D_3，肝功能不好者可能影响其转化。因此，该类患者可选用骨化三醇，其无须经过肝脏转化，可直接起作用。

Q7 骨化三醇的副作用是什么？

答： 骨化三醇服用过程中最常见副作用为高钙血症，但因甲状旁腺功能减退症患者多为低钙血症，因此较少出现上述副作用。其他副作用还有头痛、腹痛、恶心、皮疹、食欲减退等，一般较为轻微，若出现严重副作用需与医生或药师联系。

江洁美　张　文

疾病五　肾上腺皮质功能减退症

疾 病 概 述

概述

　　肾上腺皮质功能减退症可由原发性肾上腺皮质功能衰竭或下丘脑-垂体-肾上腺轴功能受损引起。其临床可表现为糖皮质激素分泌减少或作用不足的症状,同时患者可伴或不伴盐皮质激素、雄激素缺乏。

分类

　　肾上腺皮质功能减退症分为原发性肾上腺皮质功能减退症及继发性肾上腺皮质功能减退症两类。

　　原发性肾上腺皮质功能减退症又称艾迪生病,主要是由肾上腺本身的病变导致肾上腺皮质激素分泌不足和垂体促肾上腺皮质激素反馈性升高,多为成年发病的慢性疾病。临床上除有皮质功能减退症状外,皮肤黏膜色素沉着是特征性表现。内分泌检查以高血浆促肾上腺皮质激素、低血清皮质醇和低尿游离皮质醇水平为特点。

继发性肾上腺皮质功能减退症最常见于长期应用超生理剂量的糖皮质激素，也可继发于下丘脑-垂体疾病，如鞍区肿瘤、自身免疫性垂体炎、外伤、手术切除、产后大出血引起垂体大面积梗死坏死，即席汉综合征等。

继发性肾上腺皮质功能减退症的相应内容可参阅"疾病一　腺垂体功能减退症"章节，本章不再赘述。本章下文主要探讨原发性肾上腺皮质功能减退症的内容。

发病原因

原发性肾上腺皮质功能减退症的病因主要为特发性肾上腺萎缩（包括自身免疫性和多内分泌腺功能减退综合征），占65%；其次为结核，约占20%，其他原因占15%（包括先天性肾上腺皮质发育不良、肾上腺霉菌感染、出血、转移癌、肉瘤和淀粉样变等）。

1. 肾上腺结核　　在世界范围内，尤其在发展中国家中，结核仍是原发性肾上腺皮质功能减退症的重要原因。肾上腺结核是由结核分枝杆菌血行播散所致，常同时伴胸腔、腹腔、盆腔淋巴结或泌尿系统结核。肾上腺结核常累及双侧，皮质和髓质均遭严重破坏，98%以上组织被结核所致的干酪样肉芽肿、结节或坏死组织所替代，早期肾上腺可增大，晚期纤维化后，体积缩小，50%可有钙化。

2. 特发性肾上腺萎缩　　主要为自身免疫性或多内分泌腺功能减退综合征。自身免疫性肾上腺皮质功能减退症是针对肾上腺皮层组织的细胞、体液免疫反应，其中50%左右同时可伴有其他自身免疫性内分泌疾病，因此被称为自身免疫性多腺体综合征，其可分为Ⅰ型和Ⅱ型。Ⅰ型罕见，多发病于儿童，平均发病年龄约为12岁，属常染色体隐性遗传；Ⅱ型较常见，常发病于多代患病的家系中,即具有显性遗传特征,平均发病年龄约为24岁。

Ⅰ型与HLA无关联而Ⅱ型与B8、DR3/DR4相关联,而且发现其与第6对染色体的基因突变有关。两者均具有自身免疫反应,如在大多数患者血循环中,存在一种或数种针对内分泌腺的自身抗体及T淋巴细胞功能缺陷(如抑制性T细胞活性降低)。Ⅰ型常伴有皮肤、黏膜的念珠菌感染(75%)、肾上腺皮质功能减退(60%)、原发性甲状旁腺功能减退(89%)、卵巢功能早衰(45%)、恶性贫血、慢性活动性肝炎、吸收不良综合征和脱发等。Ⅱ型又称斯密特(Schmidt)综合征,常包括肾上腺皮质功能减退(100%)、自身免疫性甲状腺炎(70%)和1型糖尿病(50%),同样也可有卵巢功能早衰、恶性贫血、白癜风、脱发等。

3. 先天性肾上腺发育不良症　为一种罕见的家族性肾上腺皮质发育不良,出生时即出现明显的肾上腺皮质功能不全,可呈现下列不同类型的原发性肾上腺皮质功能减退症,由一个X性染色体上基因突变所致。

4. 其他病因　肾上腺转移癌可出现于高至60%的播散性乳腺癌或肺癌患者中,但转移性肾上腺癌所致肾上腺皮质功能减退却是不常见的。这是因为肾上腺代偿能力很强,只有当皮质破坏达90%以上时才出现症状。常合并有肾上腺皮质功能减退症的肿瘤有乳腺癌、肺癌、胃癌、结肠癌、黑色素瘤和淋巴肉瘤。艾滋病晚期也可合并此症。其他罕见的病因有肾上腺淀粉样变、先天性促肾上腺皮质激素反应低下或缺如、先天性肾上腺发育不全和家族性盐皮质激素功能不全症。某些药物如氟康唑、酮康唑可偶尔导致肾上腺皮质功能减退症等。

继发性肾上腺皮质功能减退症的病因包括外源性长期给予糖皮质激素或促肾上腺皮质激素,是由下丘脑-垂体的促肾上腺皮质激素释放激素（CRH）和促肾上腺皮质激素合成和分泌受抑制所致。另外，其也可由肿瘤（包括垂体肿瘤、转移性肿瘤、肉瘤、淀粉样变、颅咽骨瘤等）、感染、外伤损毁下丘脑和垂体所致。孤立性促肾上腺皮质激素缺乏者多是由于自身免疫性淋巴细胞性垂体炎所致。

临床表现

肾上腺皮质功能减退症的临床症状和体征是由不同程度的糖皮质激素（以皮质醇为主）和盐皮质激素（以醛固酮为主）分泌或功能不足所致。其具有不同的临床表现。

1. 慢性肾上腺皮质功能减退　病情缓慢加重，原发性慢性肾上腺皮质功能减退症和继发性慢性肾上腺皮质功能减退症患者大多数表现相同，其常见的临床表现包括虚弱、疲乏、厌食、恶心、腹泻、肌肉痛、关节痛和腹痛及体位性眩晕等。原发性慢性肾上腺皮质功能减退症患者，最具体征性的表现是皮肤、黏膜色素沉着，色素为棕褐色，有光泽，不高出皮面，色素沉着分布是全身性的，但以暴露部位及易摩擦部位表现更明显，如脸、手、掌纹、乳晕、甲床、足背和束腰带等部位及瘢痕处，在色素沉着部位间的皮肤反而会出现白斑点。这是由于原发性肾上腺皮质功能减退时，皮质醇水平过低，反馈性地使促肾上腺皮质激素及促黑素分泌过多所致。但继发性慢性肾上腺皮质功能减退症患者由于促肾上腺皮质激素及其前体物分泌过少，因此非但没有色素沉着，反而出现肤色苍白。其他临床表现有血容量降低导致的血压偏低或直立性低血压，空腹低血糖，性功能减退（女性阴毛、腋毛减少或脱落、稀疏，月经失调或闭经，男性性欲减退、勃起功能障碍等）。伴有其他疾病者（如自身免疫性甲状腺炎）可有甲状腺功能减退症表现；下丘脑或垂体性占位病变者可有头痛、尿崩症、视力下降和视野缺失等；结核性患者常有低热、盗汗等。青少年患者常可出现生长迟缓。

2. 急性肾上腺皮质功能减退　病情危急，常有高热、恶心、呕吐、腹痛或腹泻、脱水、血压下降、心动过速、四肢厥冷、虚脱、极度虚弱无力、反应淡漠或嗜睡甚至昏迷，但也可表现为烦躁不安、谵妄、惊厥。伴肾上腺出血者还可出现腹胁和胸背部疼痛，低血糖昏迷。其促发因素常有感染、创伤手术、分娩、过劳、大量出汗、呕吐、腹泻或突然中断激素替代治疗等。

3. 肾上腺危象　主要表现为脱水、血压下降、直立性低血压、虚脱、厌食、呕吐、精神萎靡、嗜睡乃至昏迷。患者有时会被误诊为急腹症而行手术治疗或延误诊断，最终进展为全昏迷甚至死亡。

治疗选择

1. 病因治疗　肾上腺结核引起的患者需要抗结核治疗。自身免疫性肾上腺炎引起的患者如同时有其他内分泌腺体或脏器受累，则应予以相应的治疗。

2. 激素替代治疗　目的是补充日常生理剂量的肾上腺皮质激素，替代治疗一般以糖皮质激素为主，部分患者辅以盐皮质激素。替代治疗药物用量可根据患者需要量做适当调整。

3. 应激及肾上腺危象治疗　在感染、创伤、手术等应激情况下，患者对糖皮质激素的需要量增加，除每天基础量皮质激素外，可能需要1倍甚至更多剂量的糖皮质激素治疗。肾上腺危象时应给予患者补充激素、补液、抗感染、抗休克等对症治疗。

预后

在规范使用内分泌激素替代治疗、抗结核等治疗后，患者寿命将大大延长,劳动力亦显著恢复,并可争取接近正常人。经随访观察继续治疗7年以上者,部分已可完全停用激素或减至很小维持剂量。个别患者能正常妊娠及生育,但在分娩期应注意预防危象发作。新生儿产前、产后生长发育完全正常。治疗中患者抵抗力较低,易患呼吸道感染、胃肠功能紊乱甚致危象发作,应予注意。

药 物 治 疗

治疗目标

肾上腺皮质功能减退症的患者需要终身进行肾上腺皮质激素的替代治疗,而患者常常自觉皮质功能减退症状缓解后就自行停药或者不规律服药,从而易出现肾上腺危象,故一定要详细告知需要终身替代治疗的患者自行停药的危害,加强用药依从性。

常用药物

常用药物包括氢化可的松、可的松、泼尼松等,适应证、禁忌证等信息详见"疾病— 腺垂体功能减退症"中表1部分内容。

联合用药注意事项

糖皮质激素联合用药注意事项可参见本书"疾病— 腺垂体功能减退症"部分。

特殊人群用药指导

1.儿童用药指导　糖皮质激素替代治疗对儿童的生长发育

非常重要,儿童如长期不当使用糖皮质激素,可能会影响其生长。肾上腺皮质功能减退症患者必须适量使用糖皮质激素替代治疗,以维持正常的生长发育。儿童应使用短效或中效制剂,同时在治疗过程中应严密监测治疗反应。

2. 老年人用药指导 老年患者在进行替代治疗时应将糖皮质激素调整至合适剂量,不应自行停药或随意加减,避免糖皮质激素使用不当导致的高血压及糖尿病。老年患者尤其是更年期后的女性,应用糖皮质激素进行替代治疗时易加重骨质疏松,长期过量服用糖皮质激素易诱发感染、糖尿病、高血压、骨质疏松、白内障、青光眼等,应谨慎用药,因此这类患者在进行替代治疗时,应密切监测自身的骨骼健康程度以便及时诊断和治疗骨质疏松。

3. 妊娠期及哺乳期妇女用药指导 大剂量或超生理剂量的糖皮质激素可能会引起胎儿畸形。但在肾上腺皮质功能不全的替代治疗中,患者可能需要持续使用糖皮质激素替代治疗甚至增加剂量。慢性肾上腺皮质功能减退症患者在妊娠期应坚持糖皮质激素的替代治疗,同时在临床医生的指导下合理调整糖皮质激素剂量。糖皮质激素可通过胎盘,妊娠期间用过较大剂量糖皮质激素的母亲生育的婴儿,应仔细观察和评价婴儿是否有肾上腺皮质功能减退。

🍎 用药案例解析

案·例·1

病史: 患者,男性,52岁。因乏力伴恶心、呕吐、食欲减退及腹泻入院,患者为窦性心动过缓,血压60/40毫米汞柱。

患者在10年前出现皮肤变黑，但未引起重视。实验室检查示患者有低钠血症，给予补钠、止吐、补液等对症治疗，效果欠佳，反复就诊。进一步检查明确为肾上腺皮质功能减退症。应用糖皮质激素治疗后病情逐渐平稳，患者低血钠、低血压等症状均得到明显改善，皮肤黑等症状也逐渐缓解。

解析：慢性肾上腺皮质功能减退症发病隐匿，临床症状变化大且多为非特异性，因此确诊困难。肾上腺结核、女性产后大出血多发生于农村地区，患者就诊意识差也是未得到确诊的重要原因。激素水平测定对诊断本病至关重要，但在患者病情危重，或因时间、医院条件限制而不能立即测定激素水平时，如临床诊断成立，可以先进行糖皮质激素治疗，若治疗有效亦可以验证诊断。本例患者在激素治疗后症状明显改善。需要注意的是，在糖皮质激素治疗的同时，多需要进行病因治疗，若为肾上腺结核，则需要同时抗结核治疗。

案·例·2

病史：患者，女性，44岁。左侧肾上腺腺瘤术后2月余，头痛伴发热1天入院。患者2个月前肾上腺CT检查发现左侧肾上腺占位，进一步检查诊断为库欣综合征，予行左肾上腺腺瘤切除术，术后给予注射用氢化可的松（150毫克，1天）静脉滴注预防肾上腺危象，术后第4天调整为口服泼尼松片（早20毫克、晚10毫克）治疗，嘱患者定期门诊复查调整用药，后患者自行停药，停药次日出现头痛、恶心、明显乏力，并伴有间断性发热,入院评估后给予糖皮质激素替代等治疗,后好转。

　　解析:单侧肾上腺皮质腺瘤由于长期高皮质醇血症反馈性抑制垂体促肾上腺皮质激素的分泌,继而导致对侧肾上腺萎缩,瘤体摘除后,血皮质醇水平立即下降,而对侧萎缩的肾上腺不能立即恢复,故出现肾上腺皮质功能减退的现象,因此需要外源性糖皮质激素替代治疗,待其功能恢复后便可停药。该患者术后给予糖皮质激素替代治疗,但由于时间短,对侧萎缩的肾上腺尚未恢复功能,故患者出现了恶心、呕吐等皮质醇低下的临床表现。入院给予糖皮质激素治疗后,恶心、呕吐等皮质醇低下的临床表现逐渐缓解。

温馨提示

　　(1)慢性肾上腺皮质功能减退症患者早期症状缺乏特异性,可忽视其临床表现,难以明确诊断,确诊后患者应合理使用激素替代治疗。

　　(2)若患者在围术期发现合并肾上腺皮质功能减退症,无论是原发性还是继发性,均应及时进行规律的肾上腺皮质激素治疗。

用药常见问题解析

Q1 泼尼松片与内源性糖皮质激素有何区别?

答: (1)内源性糖皮质激素为氢化可的松,具有直接生理活性,而泼尼松片需代谢为泼尼松龙才能发挥生理作用。

（2）内源性糖皮质激素分泌有昼夜节律，且呈脉冲式分泌。而泼尼松片口服后则不具有上述特点，其发挥生理效应主要依赖于药物的吸收、分布、消除和排泄的药物体内过程特点。

（3）泼尼松片升高血糖和抗炎作用强于氢化可的松。氢化可的松调节水盐代谢作用强于泼尼松片。

Q2 肾上腺皮质功能减退症患者应激状态时应如何调整糖皮质激素的用量？

答： 肾上腺皮质功能减退患者应激状态时，必须在医生的指导下增加剂量。应根据应激刺激大小调整糖皮质激素用量，如有上呼吸道感染、拔牙等轻度应激，将糖皮质激素量增加1倍，直至该病痊愈，一般4～5天即可控制。如有重度应激，如外科手术、心肌梗死、严重外伤和感染等，应给予氢化可的松200～300毫克/天。在手术前数小时即应增加糖皮质激素用量。不能口服者可以静脉滴注给药。应激过后逐步减至维持剂量，可在数天内每天减少用量1/3～1/2，直到维持剂量，开始时减量速度及幅度可偏大，接近维持剂量时，减量速度与幅度均宜降低。

Q3 常用口服糖皮质激素间的等效剂量如何换算？

答： 氢化可的松20毫克相当于泼尼松5毫克，相当于地塞米松0.75毫克，相当于甲泼尼龙4毫克，但并不完全等同，各自在血糖作用、水盐平衡调节、抗炎作用等方面有不同的特点。

Q4 原发性肾上腺皮质功能减退症患者糖皮质激素替代治疗后皮肤色素沉着不能完全消退,应如何处理?

答： 患者因肾上腺被破坏,糖皮质激素、盐皮质激素的合成同时受损,所以应用滞钠作用较强的氢化可的松比较好。但是氢化可的松作用时间较短,往往维持不到晚上,使患者到晚上容易出现皮质功能减退症状,而且后半夜过高的促肾上腺皮质激素启动分泌峰不能被抑制,使垂体继续分泌过多的促肾上腺皮质激素,这是患者皮肤色素沉着不能完全消退的原因之一。在与主治医生沟通后,可考虑将下午的氢化可的松改为晚上服用长效的地塞米松,如早晨服用氢化可的松20毫克,晚餐后服地塞米松0.375毫克,对抑制过高的促肾上腺皮质激素水平有一定的效果。也可选用作用时间长的地塞米松合用盐皮质激素替代治疗。但晚上服用糖皮质激素可增加失眠等不良反应的发生率,而且一些患者的色素沉着并不能完全消退。

Q5 急性肾上腺危象时如何选用糖皮质激素?

答： 出现肾上腺危象的患者可选用作用迅速且排泄较快的注射用氢化可的松静脉滴注给药。

Q6 患者在肝功能不好的情况下,如何选用糖皮质激素?

答： （1）可的松和泼尼松需在肝脏转化成氢化可的松和泼尼松龙进而发挥作用,患者伴有严重肝病时宜用氢化可的松或泼尼松龙口服。

（2）甲泼尼龙疗效不受肝功能影响,吸收后直接发挥作用。

（3）氢化可的松为脂溶性,可溶于50%乙醇中（100毫克/20毫升）,

静脉滴注使用时宜用生理盐水或5%葡萄糖注射液500毫升稀释。肝病患者不宜选用注射用氢化可的松,而注射用氢化可的松琥珀酸钠为氢化可的松的水溶性剂型,吸收快,能迅速发挥作用,并可避免注射用氢化可的松含有的乙醇对肝脏的影响,因此,肝病者宜选用注射用氢化可的松琥珀酸钠。

Q7 糖皮质激素长期应用时可能会导致骨质疏松,如何避免?

答: 生理剂量的糖皮质激素长期替代治疗,并不会导致骨质疏松的发生,剂量不当可能增加相应风险。预防糖皮质激素导致的骨质疏松,相比仅补充钙剂,联合使用维生素D,不论是普通维生素D还是活性的维生素D,均对防治骨质疏松具有更好的疗效。并不是所有的患者都需要使用活性维生素D,当然,肾功能不全的患者可能更适合使用活性维生素D。

Q8 长期大量使用糖皮质激素的患者为什么不能突然停药?

答: 长期大量使用糖皮质激素可导致下丘脑-垂体-肾上腺轴受到抑制,如突然停药,可导致肾上腺皮质功能减退甚至诱发肾上腺危象。如长期使用糖皮质激素,应在医生评估指导下逐步减量,避免出现意外及病情反弹的可能。

Q9 如何预防长期使用糖皮质激素导致的消化道不良反应?

答: 目前,使用糖皮质激素的人群是否应用质子泵抑制剂预防胃黏膜损伤,并没有明确答案。但多个临床研究认为,糖皮质激素有致溃疡作用,增加了消化性溃疡及严重并发症的发生风险。建议患者在长期超生理剂量使用糖皮质激素治疗的同时,使用质子泵抑制剂等抑酸剂进行预防,但生理剂量的糖皮质激素替代治疗并不会增加发生消化道不良反应的风险,替代治疗剂量不足时可能也会出现消化道不良反应。

李瑞麟　马慧敏

疾病六　血脂异常

概述

　　血脂异常指血浆中脂质的质和量的异常,通常指血浆中胆固醇和(或)三酰甘油(即甘油三酯,TG)升高,俗称高脂血症。实际上血脂异常也泛指包括高密度脂蛋白胆固醇(HDL-C)降低在内的各种血脂异常。脂质不溶或微溶于水,在血浆中与蛋白结合以脂蛋白的形式存在。因此,血脂异常实际上表现为脂蛋白异常血症。血脂异常可见于不同年龄、不同性别的人群,患病率随年龄而增高,高胆固醇血症高峰在50～69岁,50岁以前男性高于女性,50岁以后女性高于男性。某些家族性血脂异常可发生于婴幼儿。血脂异常与其他心血管风险因素相互作用会导致动脉粥样硬化,增加心脑血管病的发病率和死亡率。防治血脂异常对提高生活质量、延长寿命具有重要意义。

分类

　　血脂异常分类比较复杂,最简单的有临床分类和病因分类两种,最实用的是临床分类。

1. **临床分类** 血脂异常进行简易的临床分类,包括高胆固醇血症、高三酰甘油血症、混合性高脂血症和低高密度脂蛋白胆固醇血症,详见表7。

表7 血脂异常的临床分类

分类	总胆固醇	三酰甘油	高密度脂蛋白胆固醇
高胆固醇血症	增高	—	—
高三酰甘油血症	—	增高	—
混合性高脂血症	增高	增高	—
低高密度脂蛋白胆固醇血症	—	—	降低

2. **病因分类** 分为原发性血脂异常和继发性血脂异常两类。原发性血脂异常是由遗传基因缺陷或与环境因素相互作用引起。继发性血脂异常可由全身系统性疾病或应用某些药物引起。原发性血脂异常和继发性血脂异常可同时存在。

发病原因

脂蛋白代谢过程极为复杂,不论何种病因,若引起脂质来源、脂蛋白合成、代谢过程异常或降解过程障碍等均可能导致血脂异常。

1. **原发性血脂异常** 除了不良的饮食习惯(如高能量、高脂和高糖饮食)外,体力活动不足、肥胖、年龄增加、吸烟、酗酒及环境因素等均与血脂异常有关,大部分原发性血脂异常是由单一基因或多个基因突变所致。由基因突变所致的血脂异常多具有家族聚集性,有明显的遗传倾向,特别是单一基因突变者,故临床上通常称为家族性脂蛋白异常血症。

2. 继发性血脂异常　　指由于全身系统性疾病或者应用某些药物所引起的血脂异常。可引起血脂异常的疾病主要有肥胖、糖尿病、肾病综合征、甲状腺功能减退症、肾衰竭、肝脏疾病、系统性红斑狼疮、糖原贮积症、骨髓瘤、脂肪萎缩症、急性卟啉病、多囊卵巢综合征等。此外，某些药物如利尿剂、非选择性β受体阻滞剂、糖皮质激素等也可能引起继发性血脂异常。

临床表现

多数血脂异常患者无任何症状和异常体征，而于常规血液生化检查时被发现。血脂异常的临床表现主要如下：

1. 黄色瘤、早发性角膜环和脂血症眼底改变　　黄色瘤是一种异常的局限性皮肤隆起，由脂质局部沉积引起，临床较为常见，颜色可为黄色、橘黄色或棕红色，多呈结节、斑块或丘疹形状，质地一般柔软，最常见的是眼睑周围扁平黄色瘤。早发性角膜环见于40岁以下患者，多伴有血脂异常。严重的高三酰甘油血症可产生脂血症眼底改变。

2. 动脉粥样硬化　　脂质在血管内皮下沉积使动脉粥样硬化，从而引起早发性和进展迅速的心脑血管和周围血管病变。某些家族性血脂异常可于青春期前发生冠心病甚至心肌梗死。

此外，严重的高胆固醇血症有时可出现游走性多关节炎。严重的高三酰甘油血症(尤其空腹三酰甘油超过5.7毫摩尔/升)可能诱发急性胰腺炎。

治疗选择

1. 生活方式干预

(1)饮食：饮食治疗是血脂异常治疗的基础措施。①脂肪：

建议每天摄入胆固醇小于300毫克,如猪脚、鱿鱼、动物内脏等胆固醇含量较高的食物少吃或不吃,尤其是动脉粥样硬化性心血管疾病等高危患者,摄入脂肪不应超过总能量的20%～30%。高三酰甘油血症患者每天烹调油应少于30克。还应限制饱和脂肪酸(牛、羊、猪等动物的脂肪中含量较高)与反式脂肪酸(如奶茶、薯片、方便面等加工食品中含量较高)的摄入量。脂肪摄入应优先选择富含 ω-3 多不饱和脂肪酸的食物(如深海鱼、鱼油、植物油等)。②糖类:建议每天摄入的糖类占总能量的50%～65%。糖类摄入以谷类、薯类和全谷物为主,其中添加糖摄入不应超过总能量的10%(对于肥胖和高三酰甘油血症者要求比例更低)。选择使用富含膳食纤维和低升糖指数的糖类(如玉米、黑米、荞麦面等)替代饱和脂肪酸,每天饮食应包含25～40克膳食纤维(其中7～13克为水溶性膳食纤维)。

(2)运动:建议每周5～7天,每次30分钟中等强度代谢运动,如快走、慢跑、骑车、健身操等。动脉粥样硬化性心血管疾病患者应先评估其安全性后,再进行身体活动。

(3)其他:维持健康体重[体重指数(BMI):20.0～23.9千克/米²]并戒烟、限盐、限制饮酒、禁饮烈酒。

2. 药物治疗　他汀类药物是目前临床应用最为广泛的一类调脂药物,起始宜应用中等强度他汀类药物,根据患者调脂疗效和耐受情况,适当调整剂量。他汀类药物不耐受或使用他汀类药物治疗后胆固醇水平仍不达标及严重混合性高脂血症的患者应考虑调脂药物的联合应用。此外,患者应注意观察调脂药物可能发生的不良反应。详细内容见后文的药物治疗部分。

3. 其他　如脂蛋白血浆置换、肝移植和其他手术治疗等。

🍑 预后

经过积极的综合治疗,本症大多数预后良好。

——— 药 物 治 疗 ———

🍑 治疗目标

治疗血脂异常最主要的目的在于防治缺血性心脑血管疾病。而降低低密度脂蛋白胆固醇(LDL-C)水平是防控动脉粥样硬化性心血管疾病危险的首要干预靶点,非高密度脂蛋白胆固醇可作为次要干预靶点。成人调脂治疗的目标值:极高危者低密度脂蛋白胆固醇<1.8毫摩尔/升;高危者低密度脂蛋白胆固醇<2.6毫摩尔/升;中危和低危者低密度脂蛋白胆固醇<3.4毫摩尔/升。低密度脂蛋白胆固醇基线值较高不能达目标值者,低密度脂蛋白胆固醇至少降低50%。极高危患者低密度脂蛋白胆固醇基线在目标值以内者,低密度脂蛋白胆固醇仍应降低30%左右。

🍑 常用药物

常用调脂药物及其特点见表8。

表 8 常用调脂药物及其特点

常用药物	适应证	禁忌证	服用时间	不良反应	储存条件
他汀类药物（阿托伐他汀、瑞舒伐他汀、匹伐他汀、辛伐他汀、氟伐他汀、普伐他汀、洛伐他汀等）	用于高胆固醇血症、冠心病患者	活动性肝脏疾病患者，已知对本品中任何成分过敏者、妊娠期及哺乳期妇女禁用	①任何时间段服用（阿托伐他汀、瑞舒伐他汀）；②睡前服用（辛伐他汀、氟伐他汀、普伐他汀）；③晚餐时服用（洛伐他汀）；④餐后服用（匹伐他汀）	①最常见的不良反应为鼻咽炎、关节痛、腹泻、四肢疼痛和泌尿道感染；②严重的不良反应主要为横纹肌溶解、肌病及血清转氨酶异常	遮光、密封、干燥，阴凉处保存
血脂康	①用于脾虚痰瘀阻滞的气短、乏力、头晕、头痛、胸闷、腹胀、食少纳呆等和高脂血症；②也可用于由冠状动脉粥样硬化引起的心脑血管疾病的辅助治疗	对本品过敏者、活动性肝炎或无法解释的血清转氨酶升高者禁用	餐后口服	①常见不良反应为胃肠道不适，如胃痛、腹胀、胃部灼热等；②偶可引起血清转氨酶和肌酸激酶可逆性升高	遮光、密封保存
依折麦布	用于原发性高胆固醇血症、纯合子家族性高胆固醇血症、纯合子谷甾醇血症	①对本品任何成分过敏者、活动性肝病或不明原因的血清转氨酶持续升高者禁用；②当本品与他汀类药物联合用于有转氨酶升高、能妊娠的妇女时，应参考他汀类药物说明书	任何时间段服用均可	①单独应用本品：常见的不良反应有腹痛、腹泻、肠胃胀气、疲倦。②联合应用他汀类药物：常见的不良反应有转氨酶升高、头痛、肌痛、乏力；周围性水肿。③联合应用贝特类药物：常见的不良反应有腹部疼痛、转氨酶升高	遮光、密封，阴凉处保存

续表

常用药物	适应证	禁忌证	服用时间	不良反应	储存条件
普罗布考	用于高胆固醇血症患者	对本药过敏者、近期心肌损害者、严重室性心律失常者、有晕厥者、有QT间期延长者、正在服用延长QT间期药物者、血钾或血镁过低者禁用	早餐、晚餐时口服	最常见的不良反应为胃肠道不适、腹泻的发生率大约为10%，还可发生嗳气、腹痛、恶心和呕吐	遮光、密封保存
考来烯胺	用于高胆固醇血症患者	①对本药过敏者、胆道完全闭塞者禁用；②异常β脂蛋白血症和血清三酰甘油>4.5毫摩尔/升的患者禁用	餐前口服	较常见的不良反应有便秘，通常程度较轻，为短暂性，但也可能很严重，可引起肠梗阻；胃灼热感；消化不良；恶心、呕吐；胃痛	遮光、密封保存
脂必妥	用于高脂血症患者	妊娠期及哺乳期妇女禁用	任何时间段服用均可	不良反应少见	遮光、防潮、密封保存
多廿烷醇	适用于原发型Ⅱa(总胆固醇及低密度脂蛋白胆固醇升高)和Ⅱb(总胆固醇、低密度脂蛋白胆固醇、三酰甘油升高)的高脂血症患者	对该药任何一种成分过敏者和妊娠期妇女禁用	午餐、晚餐时口服	不良反应轻微而短暂	遮光、30℃以下保存

续表

常用药物	适应证	禁忌证	服用时间	不良反应	储存条件
贝特类药物(非诺贝特、吉非贝齐、苯扎贝特)	用于高胆固醇血症和高三酰甘油血症患者	对贝特类药物过敏者、活动性肝病者、已知有胆囊疾病者、严重肾功能受损者和哺乳期妇女禁用	非诺贝特餐时口服，吉非贝齐餐前30分钟口服，苯扎贝特餐后或随餐后口服	最常见的导致停药的不良反应是肝功能检测异常	遮光、密封，干燥、阴凉处保存
烟酸	用于原发性高胆固醇血症和混合性高脂血症患者	对烟酸或任何一种辅料过敏者、显著肝脏功能异常者、处于胃溃疡活动期者和动脉出血者禁用	晚餐后、睡前服用	①极为常见的不良反应为潮红；②常见的不良反应有腹泻、恶心、呕吐、腹痛、瘙痒和皮疹	遮光、密封保存
阿昔莫司	用于高三酰甘油血症、高胆固醇和高三酰甘油血症患者	对本品活性成分及任何辅料过敏者、消化性溃疡患者及严重肾损伤患者禁用	餐后口服	①治疗初期可引起皮肤血管扩张现象(变红、潮热感和瘙痒)，这些症状通常在治疗后最初几天内迅速消失；②治疗期间偶有胃肠道反应有胃灼热感、上腹痛、头痛和乏力	遮光、密封，30℃以下保存

联合用药注意事项

（1）由于他汀类和贝特类药物代谢途径相似，均有潜在损伤肝功能的可能，并有发生肌炎和肌病的危险，合用时发生不良反应的机会增多，因此，应高度重视他汀类和贝特类药物联合用药的安全性。建议开始时采用小剂量，采取晨服贝特类药物、晚服他汀类药物的方式，并在医生指导下注意检查肌酸激酶和血清转氨酶水平。老年、女性及肝肾疾病、甲状腺功能减退的患者应慎用他汀类和贝特类联合治疗。并尽量避免与大环内酯类抗生素、抗真菌药物、环孢素、蛋白酶抑制剂等药物合用。

（2）他汀类与阿昔莫司联合应用时，可增加肌病及血糖升高的发生风险，建议患者在医生指导下注意检查血清转氨酶、肌酸激酶和血糖水平，并注意观察有无肌痛、肌无力等肌病症状。

（3）在治疗过程中使用非诺贝特或与之结构相似的药物，尤其是酮洛芬时，患者可能会出现光毒性反应或光敏反应，故应注意避免日光暴晒。

（4）西柚汁可增加他汀类药物在患者体内的血浆浓度，尤其当摄入大量西柚汁时（每天饮用超过1.2升）应注意。

（5）高剂量阿托伐他汀与地高辛合用时，可能使地高辛在患者体内的血浆浓度有所增加，故建议患者在医生指导下注意监测地高辛血药浓度。

特殊人群用药指导

1. 儿童和青少年用药指导　　目前，国内外儿童和青少年使用降脂药物的安全性、有效性的数据有限，故推荐必要时的具体药物治疗一定要在专科医生指导下使用，不可滥用，可以选择他汀类药物、依折麦布和考来烯胺,其余种类降脂药物均不推荐使用。他汀类药物宜从最低剂量开始,定期复查,逐步调整。用药期间注意药物的不良反应,特别是肌病(如肌肉痛性痉挛、软弱、无力等),用药前后检测患儿肌酸激酶、血清转氨酶水平,必要时停药。考来烯胺长期使用过程中,建议监测血叶酸浓度,必要时补充叶酸治疗。

2. 老年人用药指导　　上述降脂药物老年患者均可选用,起始剂量不宜太大,由于老年人肝肾功能多有不同程度减退,用药期间需加强监测肝肾功能和肌酸激酶,具体药物选择及服药剂量应在医生指导下进行。

3. 妊娠期妇女用药指导　　妊娠期妇女禁用他汀类药物、脂必泰、非诺贝特和阿昔莫司,慎用血脂康和依折麦布,其他药物均不推荐用于妊娠期妇女或哺乳期妇女。如需用药,需在专科医生的指导下用药并定期开展孕检,严密监测胎儿的发育情况和妊娠期妇女的健康状况。

🐛 用药案例解析

案·例·1

病史:患者,男性,40岁。诊断为2型糖尿病,高胆固醇血症。严格控制饮食(如不吃动物内脏及油炸食品等),未予降脂药物治疗。半年后复查血胆固醇及低密度脂蛋白水平仍明显高于正常范围。

解析:调整饮食结构固然有助于改善脂代谢紊乱,但多数情况下,患者还是需要配合使用调脂药物。这是因为,大多数糖尿病患者的胆固醇（尤其是低密度脂蛋白）升高是由代谢异常[合成过多和（或）分解减少]引起的，它与饮食的关系不像三酰甘油与饮食那么密切。如果血脂异常是以胆固醇尤其是低密度脂蛋白胆固醇升高为主，单纯靠饮食调节往往难以达标，需要同时启动降脂药物治疗。有些患者由于担心药物的副作用而拒绝用药，完全依靠饮食调节的做法并不可取。建议在专科医生指导下选择合适的治疗方案。

案·例·2

病史：患者，男性，28岁。诊断为高胆固醇血症。初始治疗给予阿托伐他汀钙片睡前口服调脂治疗，控制饮食，1周后门诊复查血胆固醇及低密度脂蛋白水平仍偏高，自行换用瑞舒伐他汀钙片治疗。

解析：降血脂不能急于求成、频繁换药。因为降脂药物明显见效往往需要2周甚至更长的时间。一般建议用药后4周复查血脂水平，如有必要，应在专科医生指导下调整剂量或换药。

案·例·3

病史：患者，男性，55岁。诊断为冠心病、高血压、高胆固醇血症。服用阿托伐他汀钙片降脂治疗，控制饮食。1个月后门诊复查血胆固醇及低密度脂蛋白胆固醇水平降至正常，自行停药。半年后体检发现血胆固醇及低密度脂蛋白胆固醇水平再次升高。

解析：血脂异常患者服调脂药物待血脂降至正常后不

可擅自停药。因为这只是药物发挥了作用,并不是患者本身的代谢正常了,一旦停药,血脂会再次升高甚至反弹。原则上,只要没有严重不良反应,合并心脑血管疾病患者应长期服用调脂药物,只有这样,才能使心脑血管获益。

温馨提示

(1)血脂异常患者不宜频繁换药,更不能随意停药或减量。

(2)血脂异常患者是否用药和在用药期间均应谨遵医嘱,门诊随访。

——— 用 药 常 见 问 题 解 析 ———

Q1 为什么医生让睡前服用阿托伐他汀钙,而说明书所列可在一天内的任何时间一次服用?

答: 因为肝脏合成胆固醇主要在夜间进行,阿托伐他汀钙属他汀类药物,主要是通过抑制胆固醇的合成起作用,大多数他汀类药物宜晚上服用,这样可以获得更好的降脂效果。但是,阿托伐他汀和瑞舒伐他汀因药物作用时间长,可以维持24小时,因此可在一天内任何时间服用,夜间服用对部分患者来说更为方便。

Q2 糖尿病患者能服用阿托伐他汀钙等他汀类药物吗?

答: 尽管大剂量他汀类药物对糖代谢有一定的影响,但相对心血管获益而言,阿托伐他汀钙等他汀类药物对血糖的影响微乎其微,因此,糖尿病患者不可因噎废食,由于担心药物影响糖代谢而失去心血管获益的机会。

Q3 是不是只要服用降脂药物就能使血脂正常?

答: 纠正脂代谢紊乱不能完全依赖降脂药物,还要重视生活方式干预和对原发病(如糖尿病、甲状腺功能减退症)的治疗。事实上,有些以三酰甘油升高为主的2型糖尿病患者,在血糖得到理想控制以后,血脂也会随之恢复正常。

Q4 为什么血脂水平在正常范围内,医生还让服用降脂药物?

答: 血脂检查结果在化验单正常范围内并不一定代表血脂控制达标。这是因为化验单上的低密度脂蛋白胆固醇是以正常人为标准的,然而根据目前国内外研究,心血管病高危、极高危患者的血脂控制需比正常人更严格,应将低密度脂蛋白胆固醇分别控制在2.6毫摩尔/升、1.8毫摩尔/升以下。

Q5 若使用降脂药物过程中发生肝损害,则预后如何?

答: 使用降脂药物发生肝损害的患者应在医生指导下通过减量或停药处理,必要时进行保肝、降酶、利胆退黄等综合治疗后,肝功能一般可在数日至数月恢复正常。

Q6 妊娠期间查出血脂异常,能否使用他汀类药物?

答: 他汀类药物如阿托伐他汀钙等在妊娠期药物安全性分级为X级,即对胎儿有危害,且妊娠期妇女应用这类药物无益处,因此禁用于妊娠期或可能妊娠的患者。女性在正常妊娠状态下,体内血清胆固醇和三酰甘油水平升高,而胆固醇或胆固醇衍生物是胎儿发育的必需物质,目前的调脂药物阿托伐他汀、依折麦布等禁用于妊娠期患者。动脉粥样硬化为慢性病变过程,血脂异常包括原发性高胆固醇血症患者,在妊娠期间停用降脂药物治疗对动脉粥样硬化疾病长期转归影响甚微。血脂异常的妊娠期患者需要避免过多脂肪摄入,尤其是动物脂肪的摄入,还应适当运动,通过生活方式干预降低血脂水平。

张 文 方 玲

疾病七 肥 胖 症

疾 病 概 述

概述

肥胖症(obesity)是由于患者能量的摄入大于消耗,导致体内脂肪过度堆积和(或)分布异常,从而使体重增加的一种慢性代谢性疾病,是遗传因素、环境因素等多种因素共同作用的结果。肥胖症已经在全球呈流行态势,严重影响到公众健康,已成为一种严重的公共卫生及医疗问题。WHO的报告显示,2014年全球成人超重者超过19亿,其中超过6亿的成人超重者为肥胖症患者。我国肥胖症患病率也在迅速攀升,我国成人超重率为31.5%,肥胖率已达到12.2%。肥胖症与多种疾病如高血压、高血脂、糖尿病、冠心病、脑卒中、肿瘤等关系密切,是代谢综合征的主要组分之一。

体重指数(body mass index, BMI)是结合身高和体重用于判断人体超重/肥胖与否和程度的指数,是诊断和评估肥胖严重程度的重要指标。所有的成年人每年都应进行BMI评估,其计算公式为BMI=体重(千克)/身高(米)^2。目前,我国成人正常BMI范围为$18.5 \leqslant BMI < 24$千克/米^2,$24 \leqslant BMI < 28$千克/米^2

为超重,BMI ≥ 28千克/米^{2}为肥胖。

分类

肥胖症可分为单纯性肥胖症和继发性肥胖症两类。

(1)单纯性肥胖症又称为肥胖病,指没有其他内分泌及代谢方面疾病,只是单纯能量摄入大于消耗所致的体重增加,脂肪分布异常。

(2)继发性肥胖症是某些疾病表现出来的临床症状之一。某些内分泌及代谢方面疾病如库欣综合征、甲状腺功能减退症、多囊卵巢综合征、下丘脑的炎症、肿瘤、创伤、肉芽肿及退行性变、某些药物、精神创伤等导致的下丘脑综合征及某些遗传性疾病等导致的肥胖及某些疾病的长期药物治疗(如抗精神病药、糖皮质激素等)引起食欲亢进导致的肥胖都属于继发性肥胖症。这类肥胖约占肥胖症的1%。

发病原因

肥胖症的病因尚不明确。已知摄入的能量超过消耗的能量会引起能量平衡紊乱、脂肪积聚,最终导致肥胖症,但引起能量平衡紊乱的原因未明。目前认为,肥胖症是由遗传、环境等多种因素相互作用所致。有些肥胖症患者以遗传因素为主要发病原因,近年来甚至出现了单基因突变引起的肥胖症,但这些类型的肥胖症比较罕见。较常见的是主要由环境因素改变所引起的肥胖症,如饮食构成、饮食习惯改变及体力活动不足等。

临床表现

肥胖症可发生于任何年龄,女性较多见。轻度肥胖症患者一般无明显症状,中度和重度肥胖症患者会出现气急、体力活动减少、疲乏无力、关节及肌肉痛和焦虑、忧郁等。肥胖症的临床表现除了肥胖本身的症状外还包括肥胖伴随疾病或并发症的症状,如糖尿病、高血压、高血脂、痛风、冠心病、骨关节炎、女性生育受损及某些肿瘤发病率增高。肥胖症尤其是重度肥胖症患者可能会出现心理异常。形象差、自我感觉不好、人际关系不佳等会使其缺乏自信、暴躁易怒、焦虑、抑郁、精神压力加重,生活质量下降。

治疗选择

建议对所有BMI＞25千克/米²的肥胖症患者进行饮食、运动及行为干预治疗,对BMI＞27千克/米²且有合并症或BMI＞30千克/米²者进行药物治疗。对BMI＞35千克/米²且有合并症或BMI＞40千克/米²者进行外科减重手术,作为行为干预治疗的辅助疗法,尽可能让患者减少食物的摄入及增加运动。药物可以增强患者对行为改变的依赖,使那些最开始不运动的患者愿意运动,从而改善他们的生理功能。药物治疗的适宜人群为有减重及维持体重不成功病史的患者和满足适应证的患者。药物治疗必须在生活方式干预治疗的基础上进行,否则药物的减重作用有限。

1. 行为治疗　　通过宣传教育使患者及其家属对肥胖症及其危害性有正确的认识,从而配合治疗、采取健康的生活方式、改变饮食和运动习惯。自觉地长期坚持行为治疗是肥胖症治疗首位及最重要的措施。

2. 医学营养治疗　　控制进食总量,采用低热量、低脂肪饮食,避免摄入高糖高脂类食物,使每天摄入总热量低于消耗量。减少能量的摄入是减重治疗中最主要的部分,建议每天饮食热量减少500～750千焦。而富含营养素的膳食结构可提高患者依从性,改善饮食习惯,减轻代谢性疾病的危险因素,从而使临床获益,因而也是大力提倡的。对于膳食结构的构成,相关营养指南推荐地中海饮食(以自然的营养物质为基础,包括橄榄油、蔬菜、水果、鱼、海洋、豆类,加上适量的红酒和大蒜,再辅以独特调料的烹饪方式,是营养学家推荐的膳食模式)及低糖、低脂肪、高蛋白素食,还可考虑配方饮食进行膳食替代。部分患者在医生指导下可予极低热量饮食。

3. 体力活动和体育运动　　运动是减重治疗中不可或缺的一部分,可通过减少脂肪成分、增加肌肉含量使机体保持在更健康的状态。初始体育运动的患者,运动量和强度应当逐步递增,最终目标应在每周运动150分钟以上,每周运动3～5天。针对主要肌群的单一重复训练可有效减少脂肪成分,建议每周2～3次,同时需减少静坐。运动生理学者和专业认证的瘦身师应参与到体育减重的计划中,根据患者体能情况制订个体化的体育活动方案,从而提高疗效。

4. 药物治疗　　目前,国内批准用于治疗肥胖症的药物只有奥利司他。具体见下文"药物治疗"部分。

5. 手术治疗　　可选择使用吸脂术、抽脂术和减少食物吸收的手术,如空回肠短路手术、胆管胰腺短路手术、胃短路手术、胃成形术、迷走神经切断术及胃气囊术等。手术有一定效果,术前并发症可得到不同程度的改善或治愈。但手术可能并发吸收不良、贫血、管道狭窄等,有一定的危险性,因此,手术治疗仅用于重度肥胖、减肥失败又有严重并发症而这些并发症有可能通过体重减轻而改善的患者。术前医生要对患者的全身情况做充分评估,特别是血糖、血压和心肺功能等,给予相应的监测和处理。

预后

肥胖症患者若能严格遵医嘱,改变饮食习惯和生活方式,多运动锻炼,严重者配合药物或手术治疗均能取得不错的减重效果,并能降低并发症的发病率。有并发症的肥胖症患者减重的同时还可以改善或治愈并发症症状。

--- 药 物 治 疗 ---

治疗目标

减肥治疗的一个根本目的是预防和减少与肥胖相关的疾病的发生。医生应根据患者实际情况制订合理的治疗目标。一些治疗指南根据肥胖症患者伴随的不同并发疾病相应地制订了不同的减重目标。一般来说,肥胖症患者体重减轻5% ~ 10%就能改善其伴随疾病的症状,但心血管疾病是否在减重治疗上获益仍存在争议。

常用药物

1. 单纯性肥胖症患者的用药选择　　美国FDA批准的治疗肥胖症药物主要有奥利司他、利拉鲁肽、环丙甲羟二羟吗啡酮(纳曲酮)/安非他酮、氯卡色林、芬特明/托吡酯等。但目前中国及欧盟批准用于治疗慢性肥胖症的唯一药物是奥利司他,具体药物特点见表9。有些药物(如二甲双胍)虽没有批准有肥胖症的适应证,却有一定的减重效果,但这些药物目前尚未批准用于单纯性肥胖,因此不能单纯用来进行减重治疗。

表9 单纯性肥胖症的常用治疗药物特点

常用药物	适应证	禁忌证	服用时间	不良反应	储存条件
奥利司他	已进行适度饮食控制和运动锻炼的肥胖和超重者,包括已经出现和肥胖相关的危险因素(糖尿病、高血压、血脂异常等)患者的长期治疗	慢性吸收不良综合征患者、胆汁淤积症患者、器质性肥胖症患者(如甲状腺功能减退症)和对本品过敏者禁用	进餐时或餐后1小时内服用。如有一餐未进食或食物中不含脂肪可省略一次服药	①主要不良反应是奥利司他阻止脂肪吸收引起的带便性胃肠胀气、油性斑点、大便次数增多、大便紧迫感、脂肪性大便或脂肪泻、大便失禁等胃肠道不良反应;②偶有过敏反应;③罕见肝损伤、胰腺炎	密封,阴凉(避光并不超过20℃),干燥处保存

2. 肥胖症合并糖尿病患者的用药选择　　选择能减轻及维持体重的药物来作为肥胖症或超重2型糖尿病患者治疗的一线和二线药物。胰岛素、磺脲类及其他胰岛素增敏剂治疗可使体重增加,二甲双胍、西格列汀等可使体重降低。需要胰岛素治疗的肥胖症伴2型糖尿病患者可加用有利于体重下降的药物如二甲双胍、胰高血糖素样肽-1(GLP-1)类似物来减轻由胰岛素引起相关体重增加。具体的药物选择或调整需在内分泌专科医生指导下进行,不可自行加药或换药。

3. 肥胖症合并高血压患者的用药选择　　肥胖症患者的血管紧张素过度表达,血管紧张素转化酶抑制剂(ACEI)可以作为肥胖症合并高血压患者的一线用药。钙拮抗剂(如氨氯地平等)、血管紧张素转化酶抑制剂(如贝那普利等)、血管紧张素受体阻滞药(如氯沙坦等)、选择性及非选择性β受体阻滞剂(如卡维地洛等)很少影响体重及糖、脂代谢,但美托洛尔可以引起体重增加。血管紧张素转化酶抑制剂、血管紧张素受体阻滞药及钙拮抗剂比β受体阻滞剂更适合用于合并高血压的肥胖症患者。具体的药物选择需遵专科医生医嘱。

4. 肥胖症合并抑郁症的用药选择　　当抗抑郁症治疗明确时，可结合抗抑郁药的预期体重效应，在医生指导下选择合适的药物，其要考虑的因素包括治疗的时间等。帕罗西汀、阿米替林、米氮平、去甲替林都可引起体重增加。三环类药物也会导致体重增加，丙咪嗪却对体重影响较小。抗抑郁药中氟西汀和舍曲林会减轻和维持体重。安非他酮选择性抑制多巴胺的摄取，是抗抑郁药中唯一可以持续降低体重的药物。

5. 肥胖症合并癫痫的用药选择　　抗癫痫药有增加体重的可能性，可根据医生定量评估药物的预期体重效应结果来选择合适的药物。非尔氨脂、托吡酯、唑尼沙胺等可以减轻体重。加巴喷丁、普瑞巴林、丙戊酸、氨己烯酸、卡马西平等可能增加体重。拉莫三嗪、左乙拉西坦、苯妥英钠等对体重影响较小。抗癫痫药必须基于每个患者的情况而言，严格遵医嘱用药，不能为了减重而忽视治疗作用。

6. 肥胖症合并精神病患者的用药选择　　许多新的抗精神病药物有较好的耐受性，但会引起体重增加，从而妨碍肥胖症患者的依从性，对健康有害。这些非典型的抗精神病药物在组胺H_1受体、抗胆碱能及对5-羟色胺的拮抗作用的不同效应下使它们可不同程度地增加体重。奥氮平、喹硫平、利培酮、奋乃静、齐拉西酮会增加体重。但齐拉西酮增加体重的效果不是很明显。肥胖症合并精神病患者可在医生指导下选择对体重几乎无影响的抗精神病替代药，并定量评估替代治疗的预期体重效应以选择合适的药物。

7. 肥胖症患者的避孕用药选择　　BMI≥30千克/米^{2}或BMI≥27千克/米^{2}合并其他疾病的女性患者应用避孕药物时建议选择口服制剂，因为静脉注射用药物引起体重增加的可能性更大。

8. 肥胖症合并风湿免疫疾病的用药选择　　糖皮质激素通常会引起体重增加，如果情况允许，尽量避免使用糖皮质激素，控制体重增加。此类患者可在医生指导下选用非类固醇抗炎药和改善病情的抗风湿药物。

9. 肥胖症合并反转录病毒感染的用药选择　　在抗反转录病毒治疗中，患者应在医生指导下监测体重及腰围的变化。因为抗病毒治疗不可避免地会导致体重增加、体脂再分布及相关的心血管疾病风险。例如，在艾滋病的治疗过程中会出现体重增加。

10. 肥胖症患者代谢手术后的合理用药　　肥胖症患者代谢手术后常伴有多种维生素和矿物质缺乏，有袖状胃切除术、胃旁路术或胆胰旷置术、十二指肠转流术史的患者，维生素缺乏风险均有所增加。所有有以上手术病史的患者，每天需补充多种维生素、矿物质及微量元素。维生素 D 每天推荐摄入不少于 3 000 单位，钙每天摄入 1 200 ～ 1 500 毫克，铁每天摄入 150 ～ 200 毫克，叶酸每天摄入 400 微克，维生素 B_{12} 每天摄入 1 000 毫克。

联合用药注意事项

（1）奥利司他会使脂溶性维生素（维生素 A、维生素 D、维生素 E、维生素 K 及 β 胡萝卜素等）吸收减少，如果需要补充复合维生素，应在服用奥利司他至少 2 小时后或睡觉前服用。

（2）奥利司他与环孢素同时服用时，会使环孢素的血浆浓度降低。因此，当奥利司他和环孢素同时给药时，应在医生指导下加强对环孢素血浆浓度的监测。

（3）奥利司他与胺碘酮联合口服用药会使胺碘酮的吸收减少。两药联合使用时需遵医嘱调整用量。

（4）奥利司他可与左甲状腺素结合从而减少后者在肠道的吸

收,二者合用会降低左甲状腺素的作用,从而可能导致甲状腺功能减退,如需同时使用,应至少间隔4小时服用。

(5)一些抗癫痫药和精神治疗药有增加体重的副作用,故可降低奥利司他疗效。奥利司他还可能减少一些高度亲脂性抗癫痫药如拉莫三嗪的胃肠道吸收。

(6)华法林或其他抗凝血剂与奥利司他联合用药时,应在医生指导下监测国际标准化比值(INR)。

🌢 特殊人群用药指导

1. 儿童和青少年用药指导　　缺乏儿童用药安全性和疗效研究的数据,因此18岁以下儿童及青少年肥胖症患者不建议使用奥利司他及其他减重药物。

2. 老年人用药指导　　老年肥胖症患者可以选用奥利司他,且用量可以不调整。但多数老年人肝肾功能有不同程度减退且多合并其他疾病,因此建议药物选择及用量应遵医嘱。

3. 妊娠期及哺乳期妇女用药指导　　妊娠期妇女用药缺乏临床数据支持,故不建议妊娠期及哺乳期妇女服用奥利司他及其他减重药物。肥胖症并伴随其他疾病(如高血压、糖尿病等)的妊娠期妇女应遵医嘱对其伴随疾病进行利大于弊的药物治疗。

🌢 用药案例解析

案·例·1 ··········

　　病史:患者,男性,30岁。BMI为34千克/米^2,既往无高血压、糖尿病等慢性疾病。保持原有饮食习惯和生活方式。奥利司他胶囊每天3次,每次1粒,三餐时给药。用药3个月后体重未见减轻。

　　解析：药物治疗必须在生活方式干预治疗的基础上进行，否则药物的减重作用有限。药物治疗只是生活行为方式治疗的辅助治疗方法。奥利司他胶囊的治疗效果离不开治疗过程中积极的生活方式干预，低热量饮食及适度运动是药物疗效的保障。

案·例·2

　　病史：患者，女性，29岁，身高160厘米，体重75千克。否认有其他疾病。自行购买奥利司他胶囊，每天3次，每次1片用药。

　　解析：肥胖症需要经医生诊断，符合用药适应证才可以进行药物治疗，且需要排除某些疾病引起的继发性肥胖症。所有BMI＞25千克/米^{2}的肥胖症患者需进行饮食、运动及行为干预治疗，BMI＞27千克/米^{2}且有并发症或者BMI＞30千克/米^{2}者才可以进行药物治疗。此患者BMI为29千克/米^2，无合并疾病，暂时不需要使用减肥药物，应在医生指导下进行生活方式干预，必要时可进行肥胖症病因的筛查。

案·例·3

　　病史：患者，女性，25岁，身高156厘米，体重80千克。无合并疾病，诊断为单纯性肥胖。医生医嘱奥利司他胶囊每天3次，每次1片用药，配合生活行为方式改善。3个月后体重减轻6%后自行停药，只进行生活方式干预，导致体重反弹增加。

　　解析：如果减重药物有效（3个月内体重减轻＞5%）且安全，可根据医生建议继续使用。如果无效（3个月内体重减轻＜5%）或者任何时候出现无法耐受的不良反应时，可根据医生建议停药或参考其他的可选择的治疗方法。使用减重药物并不是达到减轻体重目的后就开始只用生活方式干预治疗，仍需要继续药物治疗，以达到理想体重并稳定一段时间，以免停药后发生体重反弹。

温馨提示

（1）生活行为方式的改变是肥胖症的首选治疗方案，药物治疗只是生活行为方式治疗的辅助方法。

（2）医生诊断后有用药适应证者才可以进行减肥药物治疗。

（3）肥胖症患者应遵医嘱使用减肥药物，不可随意停药，以避免体重反弹。

用药常见问题解析

Q1 听说二甲双胍有减重效果，可以通过长期服用二甲双胍片来减肥吗？

答： 二甲双胍的主要药理作用是降低血糖，是治疗2型糖尿病的一线药物，肥胖症合并2型糖尿病的患者可在专科医生及药师评估后使用二甲双胍，以达到降糖和减重的效果，但并非人人可用，且药物减重效果因人而异。二甲双胍并没有获得批准用于单纯性肥胖症，存在用药风险，因此单纯肥胖症患者不宜使用二甲双胍。

Q2 老年人使用奥利司他减肥时需要减量吗?

答: 老年人多伴有肝肾功能减退,从而影响多种药物的代谢排泄,但奥利司他主要在胃肠道抑制脂酶活性而发挥作用,人体的吸收量极微,基本不通过肝肾代谢及排泄,因此服用时不需要减量。但老年人可能合并有其他基础疾病,需在医生指导下使用奥利司他等减肥药物。

Q3 同时服用奥利司他和降糖药时,会不会影响药物疗效?

答: 奥利司他除了可通过减少能量来源有效达到体重减轻的目的外,还有助于胆固醇、血糖及血压水平的改善,所以同时服用奥利司他和降糖药可增强降糖效果。糖尿病患者使用奥利司他时应遵医嘱根据血糖水平调整胰岛素或其他降糖药的用量。但有些降糖药可能有腹胀、腹泻等不良反应,合用奥利司他后胃肠道不良反应可能加大,不良反应较重不能耐受时应及时去医院就诊,必要时应在医生指导下调整治疗方案。

Q4 肥胖症患者外科手术治疗后为什么需要随访用药?

答: 肥胖症患者减肥术后,胃肠道结构改变,营养的消化、吸收可能难以避免地受到影响,需要遵医嘱进行维生素、微量元素的补充治疗,并定期随访,在外科及内分泌科检查术后效果及有无并发症出现。同时,还需要遵医嘱严格控制饮食,坚持低热量饮食,加强体育锻炼。

Q5 服用减肥药期间能妊娠吗？

答： 妊娠期妇女不能使用奥利司他等减重药物，有妊娠可能的女性应在使用减重药物的同时采取避孕措施，建议在肥胖改善、健康状态更为理想时妊娠。

Q6 服用奥利司他后腹泻难受怎么办？

答： 口服奥利司他后出现的常见不良反应是胃肠道反应，其中腹痛、腹部不适、胃肠胀气、水样便等多见，此与奥利司他抑制脂肪吸收有关。腹泻严重者可能是由于膳食中脂肪成分过多，无法吸收导致的脂肪泻。低脂饮食可减轻胃肠道不良反应。腹泻严重、不能耐受等情况持续时建议及时就诊，必要时调整药物治疗方案及接受饮食指导。

马慧敏　陈逸青

疾病八　高尿酸血症

疾病概述

概述

　　高尿酸血症（hyperuricemia）是嘌呤代谢障碍引起的代谢性疾病。正常嘌呤饮食下，非同日两次空腹血尿酸水平男性＞420微摩尔/升，女性＞360微摩尔/升，即可诊断。尿酸盐沉积于骨关节诱发痛风，长期沉积形成痛风石。血尿酸升高除可引起痛风之外，还与肾脏、内分泌、心脑血管等系统疾病的发生和发展有关。近10年的流行病学研究显示，我国不同地区高尿酸血症及痛风患病率存在较大的差别，它们随年龄的增长而增高，男性高于女性，城市高于农村，沿海高于内陆。

分类

　　高尿酸血症临床上分为原发性和继发性两大类，前者多由先天性嘌呤代谢异常所致，常伴有肥胖症、糖脂代谢紊乱、高血压、动脉硬化和冠心病等，后者则由某些系统性疾病或者药物引起，如白血病、淋巴瘤、溶血性贫血、真性红细胞增多症、恶性肿瘤、慢性肾功能不全、某些先天性代谢紊乱性疾病如糖原贮积病Ⅰ型等。使用呋塞米、乙胺丁醇、水杨酸类（阿司匹林、对氨基水杨酸）及烟酸等均可引起继发性高尿酸血症。此外，酗酒、铅中毒、铂中毒及乳酸中毒也可导致高尿酸血症。

 发病原因

尿酸作为嘌呤代谢的终产物主要由细胞代谢分解的核酸和其他嘌呤类化合物及食物中的嘌呤经酶的作用分解而来。人体中尿酸80%来源于内源性嘌呤代谢，20%来源于富含嘌呤或核酸蛋白食物。正常人体内血清尿酸浓度在一个较窄的范围内波动。一般而言，尿酸随年龄的增加而增高，尤以女性绝经期后更为明显。尿酸水平的高低受种族、饮食习惯、区域、年龄及体表面积等多重因素影响。其原因分为：①尿酸生成增多，主要由遗传性缺陷所致；②尿酸排泄减少，肾脏疾病导致肾小球滤过率减小、肾小管重吸收增多、肾小管分泌减少等均可引起尿酸排泄障碍。

临床表现

1. 无症状期　　高尿酸血症早期多无症状，仅有波动性或持续性血尿酸水平升高，从血尿酸增多至症状出现的时间可长达数年至数十年，有些可终身不出现症状，但痛风的患病率随年龄增长而增加，并与高尿酸血症的水平和持续时间有关。

2. 急性痛风性关节炎期　　当血液中的高尿酸导致尿酸结晶沉积在关节的滑膜上，引起关节滑膜发炎时会诱发急性痛风性关节炎。临床多见于40岁以上的男性，女性多在更年期后发病。主要表现：①多在午夜或清晨突然起病，关节剧痛，呈撕裂样、刀割样或咬噬样,难以忍受;数小时内出现受累关节的红、肿、热、痛和功能障碍。②单侧第一跖趾关节最常见,其余为趾、踝、膝、腕、指、肘关节。③发作常呈自限性,多于数天或2周内自行缓解,受累关节局部皮肤脱屑和瘙痒。④可伴高尿酸血症,但部分患者急性发作时血尿酸水平正常。⑤可有发热。常见的发病诱因有受寒、劳累、饮酒、高蛋白高嘌呤饮食、外伤、手术、感染等。

3. **痛风石及慢性痛风性关节炎期** 痛风石是痛风的特征性临床表现,典型部位在耳郭,也常见于反复发作的关节周围及鹰嘴、跟腱、髌骨滑囊等处。外观为隆起的大小不一的黄白色赘生物,表面菲薄,破溃后排出白色粉状物经久不愈,但较少继发感染。关节内大量沉积的痛风石可造成关节骨质破坏、关节周围组织纤维化、继发退行性改变等,临床表现为持续关节肿痛、压痛、畸形、关节功能障碍。

4. **肾脏病变**

(1)痛风性肾病:起病隐匿,临床表现为尿浓缩功能下降,出现夜尿增多、低比重尿、低分子蛋白尿、白细胞尿、轻度血尿及管型等。晚期可致肾小球滤过功能下降,出现肾功能不全及高血压、水肿、贫血等。少数患者表现为急性肾衰竭,出现少尿或无尿,尿中可见大量尿酸晶体。

(2)尿酸性肾石病:10% ~ 20%的痛风患者肾脏有尿酸结石。可呈沙砾状随尿排出,可无明显症状。较大者可引起肾绞痛、血尿、排尿困难、肾积水、肾盂肾炎或肾周围炎等。

5. **眼部病变** 肥胖症伴痛风患者常反复发生睑缘炎,在眼睑皮下组织中出现痛风石。有的逐渐长大、破溃形成溃疡而使白色尿酸盐向外排出。部分患者可出现反复发作性结膜炎、角膜炎与巩膜炎。急性关节炎发作时常伴发虹膜晶状体炎。眼底视盘往往轻度充血,视网膜可发生渗出、水肿或渗出性视网膜剥离。

治疗选择

高尿酸血症和痛风防治的目的在于控制尿酸水平,预防尿酸盐沉积;迅速控制急性关节炎发作;防止尿酸结石形成和肾功能损害。

1. 生活方式干预

(1)体重管理:保持理想体重,超重或肥胖的患者应缓慢减重达到并维持正常体重。

(2)饮食管理:常见植物性食物和动物性食物的嘌呤含量见表10、表11。

1)建议避免的食物有肝脏和肾脏等动物内脏、贝类、牡蛎和龙虾等带甲壳的海产品及浓肉汤、肉汁等。急性痛风发作、药物控制不佳或慢性痛风石性关节炎的患者还应禁用含酒精饮料。

2)建议限制食用高嘌呤含量的动物性食品,如牛肉、羊肉、猪肉等;鱼类食品;含较多果糖和蔗糖的食品;各种含酒精饮料,尤其是啤酒和白酒。

3)建议选择的食物有脱脂或低脂乳类及其制品,每天300毫升;蛋类,鸡蛋每天1个;足量的新鲜蔬菜,每天应达到500克或更多。鼓励摄入低嘌呤的谷类食物。还应保证充足饮水(包括茶水和咖啡等),每天至少2 000毫升。

表10　常见植物性食物嘌呤含量

食物名称	嘌呤含量(毫克/千克)	食物名称	嘌呤含量(毫克/千克)
紫菜(干)	4 153.4	豆浆	631.7
黄豆	2 181.9	南瓜子	607.6
绿豆	1 957.8	糯米	503.8
榛蘑(干)	1 859.7	山核桃	404.4
猴头菇(干)	1 776.6	普通大米	346.7
豆粉	1 674.9	香米	343.7

续表

食物名称	嘌呤含量（毫克/千克）	食物名称	嘌呤含量（毫克/千克）
黑木耳（干）	1 662.1	大葱	306.5
腐竹	1 598.7	四季豆	232.5
豆皮	1 572.8	小米	200.6
红小豆	1 564.5	甘薯	186.2
红芸豆	1 263.7	红萝卜	132.3
内酯豆腐	1 001.1	菠萝	114.8
花生	854.8	白萝卜	109.8
腰果	713.4	木薯	104.5
豆腐块	686.3	西柚	83.7
水豆腐	675.7	橘子	41.3

表11　常见动物性食物嘌呤含量

食物名称	嘌呤含量（毫克/千克）	食物名称	嘌呤含量（毫克/千克）
鸭肝	3 979	河蟹	1 470
鹅肝	3 769	猪肉（后臀尖）	1 378.4
鸡肝	3 170	草鱼	1 344.4
猪肝	2 752.1	牛肉干	1 274
牛肝	2 506	黄花鱼	1 242.6
羊肝	2 278	驴肉加工制品	1 174
鸡胸肉	2 079.7	羊肉	1 090.9
扇贝	1 934.4	肥瘦牛肉	1 047
基围虾	1 874	猪肉松	762.5

2. 药物治疗

（1）降尿酸治疗：降尿酸药物包括抑制尿酸合成药物和促尿酸排泄药物两类。前者通过抑制黄嘌呤氧化酶活性，减少尿酸合成。常用药物包括别嘌醇和非布司他。促尿酸排泄药物为苯溴马隆。

（2）碱化尿液治疗：接受降尿酸药物，尤其是促尿酸排泄药物治疗的患者及尿酸性肾石症患者，推荐将尿pH维持在6.2～6.9，以增加尿中尿酸溶解度。尿pH过高增加磷酸钙和碳酸钙等结石形成风险。碱化尿液常用药物为碳酸氢钠。

（3）痛风急性发作期的药物治疗：急性发作期治疗目的是迅速控制关节炎症状。急性期应卧床休息，抬高患肢，局部冷敷。尽早给予药物控制，越早治疗效果越佳。秋水仙碱或非甾体抗炎药是急性关节炎发作的一线治疗药物，上述药物有禁忌或效果不佳时可考虑选择糖皮质激素控制炎症。

预后

高尿酸血症与痛风是一种代谢性疾病，无肾功能损害及关节畸形者经有效治疗可维持正常的生活和工作。急性关节炎和关节畸形会严重影响患者生活质量，若有肾功能损害则难以逆转。

药 物 治 疗

治疗目标

高尿酸血症无痛风发作的患者建议将血尿酸控制在420微摩尔/升以下；无痛风发作患者如合并尿酸性肾石症或肾功能损伤、高血压、糖耐量异常或糖尿病、血脂紊乱、肥胖症、冠心病、卒中、心功能不全中的一项，建议将血尿酸控制在360微摩尔/升以下；高尿酸血症合并痛风发作者建议将血尿酸控制在360微摩尔/升以下；出现痛风石、慢性痛风性关节炎或痛风性关节炎频发的患者建议将血尿酸控制在300微摩尔/升以下，但不建议降至180微摩尔/升以下。

常用药物

常用降尿酸治疗药物及其特点见表12。

表12　常用降尿酸治疗药物的特点

常用药物	适应证	禁忌证	服用时间	不良反应	储存条件
别嘌醇	用于原发性和继发性高尿酸血症,尤其是尿酸生成过多而引起的高尿酸血症	过敏者,包括HLA-B*5801基因阳性患者,妊娠期妇女禁用	任何时间段,建议每天服用时间相对固定	常见过敏性皮疹,严重可致剥脱性皮炎型药疹	遮光,密封保存
非布司他	用于痛风患者高尿酸血症的长期治疗	禁用于正在接受硫唑嘌呤、巯嘌呤治疗的患者	任何时间段,建议每天服用时间相对固定	常见腹胀、腹痛、便秘、口腔干燥、消化不良、肠胃气胀、胃炎、反流性食管炎、胃肠不适、牙龈肿痛、呕血等	遮光,密封保存
苯溴马隆	用于原发性高尿酸血症、痛风性关节炎间歇期及痛风结节肿患者等	中至重度肾功能损害者、肾结石患者及妊娠期妇女禁用	早餐后服用	有时会出现肠胃不适感,如恶心、呕吐、胃内饱胀感和腹泻等现象	遮光,密封保存
碳酸氢钠	为降尿酸药物,尤其适用于促尿酸排泄药物治疗的患者及尿酸性肾结石患者	过敏者禁用	建议餐后服用	中和胃酸时所产生的二氧化碳可能引起嗳气及继发性胃酸分泌增加	遮光,密封保存
枸橼酸钾颗粒	为降尿酸药物,尤其适用于促尿酸排泄药物治疗的患者及尿酸性肾结石症患者	急性肾损伤或慢性肾衰竭,严重酸碱平衡失调及肝功能不全者禁用	餐后服用	口服可有早味感及胃肠道刺激症状,如恶心、呕吐、腹痛、腹泻。空腹、剂量较大及原有胃肠道疾病者更易发生,还可见高钾血症	遮光,密封保存

续表

常用药物	适应证	禁忌证	服用时间	不良反应	储存条件
秋水仙碱	用于治疗痛风性关节炎的急性发作，预防复发性痛风性关节炎的急性发作	肾衰竭或透析患者禁用	餐后服用	常见胃肠道症状为腹痛、腹泻、呕吐及食欲缺乏	遮光、密封保存
泼尼松	用于严重急性痛风发作伴有较重全身症状，秋水仙碱、非甾体抗炎药治疗无效或使用受限的患者及肾功能不全者	对肾上腺皮质激素类药物过敏者禁用，真菌和病毒感染者禁用	建议8：00左右服用	高血压、糖尿病、水钠潴留、感染等	遮光、密封保存

😈 联合用药注意事项

（1）噻嗪类利尿剂等可增加血清中尿酸含量,控制痛风和高尿酸血症时,应注意调整别嘌醇和非布司他的剂量。

（2）别嘌醇与青霉素类药物合用时,皮疹的发生率增多,尤其是高尿酸血症患者。应用期间应密切监测。

（3）别嘌醇与抗凝药如华法林同用时,抗凝药的效应可能增强,应注意调整剂量。避免抗凝药引起出血不良反应。

（4）别嘌醇与硫唑嘌呤或巯嘌呤同用时,后者的用量一般要减少。

（5）别嘌醇与环磷酰胺同用时,对骨髓的抑制可更明显。应密切监测。

（6）别嘌醇不宜与铁剂同服。

😈 特殊人群用药指导

1. 儿童和青少年用药指导　目前,国内外儿童和青少年使用降尿酸药物的安全性、有效性的数据有限,故应谨慎使用。

2. 老年人用药指导　上述降尿酸药物老年患者均可选用,起始剂量不宜太大,由于老年人肝肾功能多有不同程度减退,用药期间需加强监测肝肾功能,具体药物选择及服药剂量应遵医嘱。

3. 妊娠期妇女用药指导　一般来说妊娠期妇女禁用苯溴马隆、别嘌醇、非布司他、秋水仙碱等FDA妊娠分级为C级的药物,动物研究证明药物对胎儿有危害性(致畸或胚胎死亡等),或尚无设对照的妊娠妇女研究,或尚未对妊娠妇女及动物进行研究。只有在权衡对妊娠期妇女的益处大于对胎儿的危害之后,方可使用。

用药案例解析

案·例·1

病史：患者，男性，40岁。诊断为高尿酸血症，严格控制饮食（低盐、低脂、低嘌呤饮食），运动治疗，未予以降尿酸治疗。半年后复查血尿酸水平仍高于420微摩尔/升。

解析：生活方式干预是高尿酸血症治疗的基础，调整饮食结构有助于降低血尿酸，但仍然不达标的患者，需配合使用降尿酸药物。高尿酸血症无痛风发作的患者，建议将血尿酸控制在420微摩尔/升以下。

案·例·2

病史：患者，男性，38岁。右足第一跖趾关节痛1天就诊。1天前饮啤酒500毫升后出现右足第一跖趾关节红、肿、热、痛，查血尿酸580微摩尔/升，有长期使用非布司他片（40毫克，每天1次）治疗史，但用药不规律，有吸烟嗜好。诊断考虑高尿酸血症、痛风急性发作。

解析：高尿酸血症合并痛风发作，建议将血尿酸控制在360微摩尔/升以下，患者血尿酸水平控制不达标，需规律服用降尿酸药物。非布司他片通过减少体内尿酸合成来降低尿酸水平。痛风急性发作期可加服秋水仙碱片短期控制疼痛不适。同时，患者需要注意低嘌呤饮食，避免食用海鲜等高嘌呤食物，戒烟，避免饮酒，急性期还需减少疼痛部位的活动。

案·例·3

病史：患者，男性，55岁。诊断为高尿酸血症、痛风。未服用降尿酸的药物，此次痛风急性发作。

解析：急性发作期治疗目的是迅速控制关节炎症状。急性发作期应卧床休息，抬高患肢，局部冷敷。尽早给予药物控制急性发作，越早治疗效果越佳，可考虑口服秋水仙碱片。该患者此前未降尿酸治疗，而抑制尿酸合成药物（如别嘌醇片、非布司他片）和促尿酸排泄药物（如苯溴马隆片）服用初期，血尿酸浓度降低，尿酸结晶重新溶解时可再次诱发并加重关节炎急性期症状，不建议此次行降尿酸治疗。

温馨提示

（1）初次服用降尿酸药物别嘌醇之前，建议检测 *HLA-B*5801* 基因，阳性者禁用。

（2）痛风急性发作期间，一般不加用降尿酸药物，避免引发转移性痛风发作。

（3）用苯溴马隆片治疗期间需大量饮水以增加尿量（治疗初期饮水量不得少于1.5～2升），以免排泄的尿中由于尿酸过多导致尿酸结晶。定期测量尿液的酸碱度，为促进尿液碱化，可酌情给予碳酸氢钠片或枸橼酸钾钠颗粒，并注意酸碱平衡。患者尿液的pH应调节在6.2～6.9。

用 药 常 见 问 题 解 析

Q1 服用别嘌醇期间出现皮肤过敏怎么办？

答： 应当立即停药并就医，别嘌醇可导致严重皮肤及其附件损害，主要表现为重症药疹，如剥脱性皮炎、重症多形红斑型药疹、中毒性表皮坏死松解症等。

Q2 血尿酸高患者同时伴有肾结石，是否所有降尿酸药物均可以使用？

答： 肾结石患者不建议服用苯溴马隆，因为苯溴马隆能促进尿酸排泄，尿酸在经肾脏排泄时，如果已经有肾结石或结晶，可能会使病情加重。此类患者可以选择别嘌醇、非布司他等抑制尿酸生成的药物，也可合用具有溶解结石作用的枸橼酸钾钠颗粒等。

Q3 尿酸高是否一定需要用药？

答： 尿酸高与很多因素有关，进食过多的高嘌呤、高蛋白食物，如动物内脏、海鲜、豆类等。另外，乙醇升高血尿酸的作用很大，比饮食的危险因素高；饮水不足尿液偏酸，也会导致尿中尿酸排泄减少，通过多饮水、适当使用碳酸氢钠等有利于促进尿酸排出。因此，生活方式干预对于患者尿酸水平的改善是有一定作用的。但由于80%尿酸由人体自身合成，因此并非完全由于饮食不当造成，有相当一部分患者需要用药治疗。

Q4 为什么苯溴马隆和碳酸氢钠要一起服用？

答： 苯溴马隆通过抑制肾小管尿酸重吸收而促进尿酸排泄，同服碳酸氢钠可碱化尿液，将尿液pH调整至6.2 ～ 6.9，一般使患者维持尿量在2 000毫升以上，有利于避免尿酸盐结石的形成，但心、肾功能不全患者可能需要在医生指导下进行液体补充。

方　玲　江洁美

疾病九　骨　质　疏　松

疾 病 概 述

概述

　　骨质疏松（osteoporosis，OP）是一种骨量降低和骨组织微结构破坏而导致骨脆性增加和易于骨折的代谢性骨病。该病是一种退化性疾病，患病风险随着年龄增长而增加。其早期没有症状，常不能引起人们的注意和重视，就诊时常病情严重甚至已发生骨折。骨质疏松及其引起的骨折，尤其是髋部骨折，是老年人致残、病死的主要原因之一。骨质疏松是一种可预防的疾病，骨质疏松和骨质疏松性骨折的预防比治疗更重要。

分类

　　骨质疏松按照病因可分为原发性骨质疏松和继发性骨质疏松。原发性骨质疏松又分为Ⅰ型、Ⅱ型和青少年型，Ⅰ型原发性骨质疏松即绝经后骨质疏松（postmenopausal osteoporosis，PMOP），发生于绝经后女性。Ⅱ型原发性骨质疏松即老年性骨质疏松，见于老年人。青少年型原发性骨质疏松即特发性骨质疏松，主要发生在青少年，病因不明。继发性骨质疏松的原发病因明确，常由内分泌代谢疾病（如性腺功能减退、甲状旁腺功能亢进症、库欣综合征、甲亢、1 型糖尿病等）或全身性疾病（如结缔组织病、白血病、慢性肾衰竭、胃肠疾病及营养性疾病、偏瘫、运动功能障碍等）引起。另外，长期制动（如卧床）或长期使用一些药物（如糖皮质激素、环孢素、甲氨蝶呤、肝素、抗惊厥药、含铝抗酸剂、甲状腺激素、促性腺素释放激素类似物等）也能导致继发性骨质疏松。

🍒 发病原因

正常成熟骨的代谢主要以骨重建的形式进行。凡使骨吸收增加和（或）骨形成减少的因素都会导致骨丢失和骨质量下降，脆性增加，直至发生骨折。

1. **骨吸收因素**　雌激素缺乏导致破骨细胞功能增强，骨丢失加速，这是绝经后骨质疏松的主要病因。雄激素缺乏在老年性骨质疏松的发病中起重要作用。高龄和肾功能减退等原因致肠钙吸收和活性维生素 D 生成减少，甲状旁腺素代偿性分泌增加，从而导致骨丢失。骨组织的细胞因子表达紊乱，白介素 -1（IL-1）、白介素 -6（IL-6）和肿瘤坏死因子（TNF）增高，而护骨素减少，导致破骨细胞的骨吸收功能增强。

2. **骨形成因素**　青春期是人体骨量增加最快的时期，30 岁左右达到峰值骨量，峰值骨量降低导致成年后发生骨质疏松的可能性增加，发病年龄提前。峰值骨量主要由遗传因素决定，并与种族、骨折家族史、瘦高身材等临床表象及营养发育和生活方式等相关。成骨细胞的功能与活性缺陷导致骨重建功能衰退可能是老年性骨质疏松的重要发病原因。

3. 骨质量下降　　导致骨脆性和骨折风险增高。骨质量主要与遗传因素有关。

4. 不良的生活方式　　如高龄、吸烟、制动、体力活动过少、酗酒、光照减少等都是骨质疏松的危险因素。蛋白质摄入不足、营养不良和肌肉功能减退是老年性骨质疏松的重要原因。危险因素越多,发生骨质疏松和骨质疏松性骨折的概率越大。

🐛 临床表现

1. 骨痛和肌无力　　轻者无症状,仅在做X线或骨密度测量时被发现。较重者有腰背疼痛、乏力或全身骨痛。骨痛通常无固定部位。乏力常于劳累或活动后加重,负重能力下降或不能负重。肢体骨折或髋部骨折时肢体活动严重受限,局部疼痛加剧。

2. 骨折　　常因轻微活动、弯腰、负重、挤压、创伤或摔倒发生骨折。脊柱、髋部、前臂是骨折的多发部位,其他部位也可发生。脊柱压缩性骨折多见于绝经后骨质疏松者,其突出表现为身材缩短,有时出现突发性腰痛、卧床取被动体位。髋部骨折多见于老年性骨质疏松患者,通常发生在摔倒或挤压后。第一次骨折后,患者再次或反复骨折的发生率明显增加。

3. 并发症　　驼背和胸廓畸形者常伴胸闷、气短、呼吸困难等表现。肺活量、肺最大换气量和心排血量下降,极易并发上呼吸道和肺部感染。髋部骨折者常因感染、心血管病或慢性衰竭而死亡;幸存者生活自理能力下降或丧失,长期卧床加重骨丢失,使骨折难以愈合。

🐛 治疗选择

强调综合治疗、早期治疗和个体化治疗。合适的治疗可减轻症状,改善预后,降低骨折发生率。

1. 一般治疗

(1)改善营养状况:补充足够的蛋白质有助于骨质疏松和骨质疏松性骨折的治疗,但伴有肾衰竭患者要选用优质蛋白饮食,并适当限制其摄入量。多进食富含异黄酮类食物对保存骨量有一定作用。

(2)补充钙剂和维生素D:无论何种骨质疏松均应适量补充钙剂,使每天钙的总摄入量达到800 ～ 1 200毫克。同时,需每天补充维生素D 400 ～ 600单位。《原发性骨质疏松症诊治指南(2011年)》推荐绝经后妇女和老年人平均每天应额外补充元素钙的剂量为500 ～ 600毫克。成年人平均每天需补充维生素D推荐剂量为200单位,老年人因缺乏日照及摄入和吸收障碍而常有维生素D缺乏,故每天推荐剂量为400 ～ 800单位。

(3)纠正不良生活习惯和行为偏差:加强运动,提倡低钠、高钾、高钙、高非饱和脂肪酸饮食,戒烟禁酒,多从事户外活动,加强负重锻炼,需氧运动和负重锻炼的重点应放在提高耐受力和平衡能力上,降低摔倒和骨折风险。

(4)避免使用导致骨质疏松的药物:如糖皮质激素、抗癫痫药(如苯妥英钠、苯巴比妥、丙戊酸钠、拉莫三嗪、氯硝西泮等)、抗肿瘤药(如甲氨蝶呤等)、环孢素等。

(5)对症治疗:有疼痛者给予适量非甾体抗炎药如阿司匹林、吲哚美辛或塞来昔布。患者发生骨折或遇顽固性疼痛时,可应用降钙素制剂。骨畸形者应局部固定或采用其他矫形措施防止畸形加剧。骨折者应给予固定、牵引、复位或手术治疗,同时辅以物理康复治疗,尽早恢复运动功能。必要时由医护人员给予被动运动,避免因制动或失用而加重病情。

2. 特殊治疗

（1）性激素补充治疗：雌激素补充治疗主要用于绝经后骨质疏松的预防，有时也可作为治疗方案之一。雌激素补充治疗的疗程一般不超过 5 年，治疗期间要定期进行妇科和乳腺检查。雄激素补充治疗用于治疗男性骨质疏松。雄激素对肝有损害，并常导致水钠潴留和前列腺增生，因此长期治疗宜选用经皮制剂。

（2）选择性雌激素受体调节剂和选择性雄激素受体调节剂：选择性雌激素受体调节剂主要适用于绝经后骨质疏松的治疗，降低骨折发生率，但偶可导致血栓栓塞性病变。选择性雄激素受体调节剂具有较强的促合成代谢作用，有望成为治疗老年男性骨质疏松的较理想药物。

（3）双膦酸盐：可抑制破骨细胞生成和骨吸收，主要用于骨吸收明显增强的代谢性骨病（如变形性骨炎、多发性骨髓瘤、甲状旁腺功能亢进症等），亦可用于高转换型骨质疏松、类固醇性骨质疏松、高钙血症危象和骨肿瘤的治疗；但老年性骨质疏松不宜长期使用此类药物。患者在用药期间需补充钙剂，在医生指导下追踪疗效，并监测血钙、磷和骨吸收生化标志物。

（4）降钙素：是一种钙调节激素，能抑制骨吸收，其突出特点是能有效缓解骨痛，更适合有疼痛的骨质疏松患者。

（5）甲状旁腺素：小剂量甲状旁腺素可促进骨形成，增加骨量，对老年性骨质疏松、绝经后骨质疏松、雌激素缺乏的年轻妇女和糖皮质激素所致的骨质疏松均有治疗作用。

（6）其他药物：如小剂量氟化钠等。

3. 骨质疏松性骨折的治疗　　治疗包括复位、固定、功能锻炼和抗骨质疏松治疗。

预后

骨质疏松性骨折是可防、可治的。尽早预防可以避免骨质疏松及骨折。即使发生过骨折，仍需要采用适当合理的治疗降低再次骨折的风险。

药 物 治 疗

治疗目标

骨质疏松的治疗目标是使患者骨密度稳定或升高，且无新发骨折；使用抗骨吸收药物的患者，骨转换标志物应不高于绝经前女性的平均水平；骨质疏松的临床症状得到改善且骨折风险降至可接受的范围。

常用药物

目前，骨质疏松的推荐治疗方案是一种抗骨质疏松药+钙剂+维生素D，抗骨质疏松药物包括双膦酸盐类（阿仑膦酸钠、唑来膦酸钠等）、降钙素、雌激素、雷洛昔芬、甲状旁腺素（特立帕肽）等，其特点见表13。需重点注意，表13虽列出了几种常见雌激素，但由于雌激素类药物可能与子宫内膜癌、乳腺癌及静脉血栓的发生风险增加有关，故不推荐仅为预防骨质疏松而应用雌激素类药物。临床确需使用者需在医生指导下，确定患者有明确适应证，排除禁忌证，根据每位女性患者特点评估利弊情况后遵医嘱使用，使用后还需坚持定期随访和进行安全性监测（尤其是乳腺和子宫）。其他抗骨质疏松药物使用时也需医生根据患者个体情况进行评估，达到用药指征后方可使用。

表13 骨质疏松常用治疗药物及其特点

常用药物	适应证	禁忌证	服用时间	不良反应	储存条件
牡蛎碳酸钙片/咀嚼片			推荐餐后或餐中咀嚼服用	①嗳气、便秘；偶可发生乳-碱综合征，表现为高血钙、碱中毒及肾功能不全（因服用牛奶及碳酸钙或单用碳酸钙引起）；②过量长期服用可引起胃酸分泌反跳性增高，并可发生高钙血症	遮光、密封、干燥保存
枸橼酸钙咀嚼片	预防和治疗钙缺乏症，用于儿童、妊娠期或哺乳期妇女、绝经期妇女及老年人补充钙质	①高尿酸血症、高钙血症、高钙尿症及肾结石患者禁用。②服用地高辛等洋地黄类药物期间禁用。③过敏者禁用	推荐餐前咀嚼服用	偶见便秘	密闭保存
碳酸钙咀嚼片			饭前、饭后服用均可	①嗳气、便秘；偶可发生乳-碱综合征，表现为高血钙、碱中毒及肾功能不全；②过量长期服用可引起胃酸分泌反跳性增高，并可发生高钙血症	密封、干燥保存
碳酸钙D₃咀嚼片			推荐餐后或餐中咀嚼服用	嗳气、便秘；过量服用可发生乳-碱综合征，表现为高血钙、碱中毒及肾功能不全（因服用牛奶及碳酸钙或单用碳酸钙引起）	遮光、密闭、室温、干燥保存
葡萄糖酸钙颗粒			分次服用	偶见便秘	密封保存
醋酸钙片			推荐餐后咀嚼服用	偶见便秘	密封、干燥保存
维D钙咀嚼片	用于儿童、妊娠期或哺乳期妇女、绝经期妇女及老年人补充钙质		推荐餐后咀嚼服用，也可嚼服用，也可在服用其他时间服用	嗳气、便秘；过量服用可发生乳-碱综合征，表现为高血钙、碱中毒及肾功能不全（因服用牛奶及碳酸钙或单用碳酸钙引起）	密闭、干燥保存

续表

常用药物	适应证	禁忌证	服用时间	不良反应	储存条件
维生素D₂胶丸	①用于维生素D缺乏症的预防与治疗；②用于慢性低钙血症、低磷血症、佝偻病及伴有慢性肾功能不全的骨软化症、家族性低磷酸血症及甲状腺功能减退症（术后、特发性或假性甲状腺功能减退症）的治疗；③用于治疗急、慢性及潜在手足搐搦症及特发性手足搐搦症	高钙血症、维生素D增多症、高磷血症伴肾性佝偻病患者禁用	饭前、饭后服用均可	①便秘、腹泻、持续性头痛、食欲减退、口内有金属味、恶心、呕吐、口渴、疲乏、眼无力；②骨痛、尿混浊、尿频、高血压、眼对光刺激敏感度增加、心律失常；③偶有精神异常、皮肤瘙痒、肌痛、严重腹痛（有时误诊为胰腺炎）、夜间多尿、体重下降	避光、密封保存
骨化三醇胶丸	①用于绝经后骨质疏松、慢性肾衰竭尤其是接受受血液透析后肾性营养不良症；②用于术后甲状旁腺功能减退症；③用于术后特发性甲状旁腺功能减退症、假性甲状旁腺功能减退症、维生素D依赖性佝偻病、低血磷性维生素D抵抗型佝偻病等	①禁用于有维生素D中毒症状的患者；②禁用于与高血钙有关的疾病患者；③禁用于对此类药品及其赋形剂过敏的患者	饭前或饭后服用	①偶见的急性症状包括食欲减退、头痛、呕吐和便秘；②慢性症状包括营养不良、感觉障碍、伴有口渴的发热、尿多、脱水、情感淡漠、发育停止及泌尿道感染；③可能出现高血钙与钙综合征或中毒	遮光、密闭、25℃以下保存
阿法骨化醇软胶囊	用于佝偻病和软骨病、骨质疏松、甲状腺功能减退症患者	对维生素D及其类似物过敏、具有高钙血症、有维生素D抵抗型佝偻病症状患者禁用	饭前、饭后服用均可	①小剂量单独使用（<1.0微克/天）一般无不良反应，长期大剂量用药或与钙剂合用可能会引起高钙血症和高钙尿症；②偶见食欲缺乏、恶心、呕吐及皮肤瘙痒等感等	遮光、密封，在阴凉（避光、不超过20℃）干燥处保存

续表

常用药物	适应证	禁忌证	服用时间	不良反应	储存条件
阿仑膦酸钠片	①适用于治疗绝经后妇女的骨质疏松，以预防髋部和脊柱骨折（椎骨压缩性骨折）；②适用于治疗男性骨质疏松以增加骨量	①导致食管排空延迟的食管异常如狭窄或弛缓不能者禁用；②不能站立或坐直至少30分钟者禁用；③对本品任何成分过敏者及低钙血症患者禁用；④肌酐清除率小于35毫升/分者禁用；⑤妊娠期和哺乳期妇女禁用	每周固定的一天晨起时使用，必须在每天第一次进食、喝饮料或应用其他药物治疗之前至少半小时用一满杯白水送服	①开始服用时，可能有一过性发热、骨痛和肌痛等类似流感样不良反应，存在诱因条件时会发生罕见的低钙血症；②过敏反应包括皮疹、荨麻疹和罕见的血管性水肿；③出现恶心、呕吐、食管炎、食管溃烂、食管溃疡等胃肠道反应；④罕见局部下颌骨坏死，巩膜炎等	15～30℃保存
阿仑膦酸钠维D₃片					防潮、避光、25℃下密闭保存
依替膦酸二钠片	用于绝经后骨质疏松和增龄性骨质疏松患者	严重骨损害者、骨软化症患者禁用	两餐间服用	出现腹部不适、腹泻、呕吐、口炎、头痛、咽喉灼热感、瘙痒、皮疹等症状	遮光、密封、干燥处保存
伊班膦酸钠注射液	①用于治疗伴有或不伴有骨转移的恶性肿瘤引起的高钙血症；②用于治疗转移性骨肿瘤溶骨性骨转移引起的骨痛	①对本品或其他双膦酸盐过敏者禁用；②儿童、妊娠期妇女、哺乳期妇女禁用；③严重肾功能不全者（血清肌酐≥5毫克/分升）禁用	静脉滴注，每3个月1次	①常见不良反应为体温升高，个别出现类似流感的症状，如发热、寒战、骨痛、肌痛；②罕见下颌骨坏死	室温保存（15～25℃）

续表

常用药物	适应证	禁忌证	服用时间	不良反应	储存条件
利塞膦酸钠片	用于治疗绝经后骨质疏松和糖皮质激素诱发的骨质疏松。有些国家还批准其用于治疗男性骨质疏松	①导致食管排空延迟的食管疾病如食管狭窄或迟缓不能者禁用；②不能站立或坐直30分钟者禁用；③对本品过敏者禁用；④肌酐清除率小于35毫升/分者禁用；⑤妊娠期及哺乳期妇女禁用	至少餐前30分钟直立位服用，一杯(200毫升左右)清水送服	①可引起消化系统的上消化道功能紊乱，表现为吞咽困难、食管炎、食管或胃溃疡，还可引起腹泻、腹痛、恶心、便秘等；②其他如流感样综合征、头痛、头晕、皮疹、关节痛等	密封保存
唑来膦酸注射液	用于治疗绝经后骨质疏松。有些国家还批准其用于治疗男性骨质疏松和糖皮质激素诱发的骨质疏松	①对双膦酸盐类或本品任何成分过敏者禁用；②肌酐清除率小于35毫升/分者禁用；③妊娠期和哺乳期妇女慎用；④低钙血症者慎用	医院内使用，每年1次	①常见流感样症状，如发热、寒战、骨痛、关节痛和肌痛，胃肠道反应如恶心、呕吐、食欲减退，肾功能损害、多干、贫血、头痛，感觉错乱、睡眠失调、结膜炎等；②罕见如流感样过敏反应、颌骨坏死等	30℃以下保存
依降钙素注射液	用于治疗骨质疏松和骨质疏松引起的疼痛等	对本剂成分有过敏史的患者禁用	每周固定的一天肌内注射1次	①常见不良反应有皮疹、呕吐、腹痛，谷草转氨酶和谷丙转氨酶升高等；②重大不良反应有严重过敏反应、手足抽搐、诱发哮喘发作、肝功能受损、黄疸	室温(不超过25℃)，密闭保存
鲑鱼降钙素注射液	用于预防因突然制动引起的急性骨丢失和由于骨质溶解、骨质减少引起的骨痛，其他药物治疗无效的骨质疏松等	对本剂成分有过敏史的患者禁用	每天固定的任一时间服用	①常见不良反应有颜面潮红、恶心、呕吐、腹痛、乏力、关节痛、头晕、头痛、眩晕障碍；②不常见不良反应有视觉障碍、高血压、呕吐、流感样症状等；③罕见全身皮疹等	冰箱内(2～8℃)保存

续表

常用药物	适应证	禁忌证	服用时间	不良反应	储存条件
结合雌激素片	用于围绝经期和绝经后妇女，特别是有绝经相关症状（如潮热、出汗等）的、泌尿生殖道萎缩症状的患者，还可用于预防绝经后骨质疏松的妇女	①已知或疑似怀孕或有原因不明的异常子宫出血者禁用；②已知、怀疑或曾患乳腺癌，除正在进行转移性乳腺癌治疗的患者禁用；③已知或怀疑新生物依赖雌激素者和有活动性动静脉血栓或有活动性血栓栓塞性疾病史者禁用；④活动性或慢性肝功能不全或肝脏疾病者和已知或怀疑对成分有过敏反应者禁用	每天固定时间用药，周期性服用或遵医嘱	①常见的不良反应有异常子宫出血，乳房疼痛、压痛、增大，关节痛，腿经挛，脱发，体重改变，三酰甘油升高；②不常见的不良反应有黄褐斑或黑斑，多毛，瘙痒，皮疹，胆囊疾病，阴道炎，过敏反应，隐形眼镜耐受不良；③罕见严重过敏反应如荨麻疹，多形性红斑，乳腺癌，卵巢癌，子宫内膜瘤等，胆汁淤积性黄疸，心肌梗死，哮喘加重，低钙血症，血压升高等	室温（10～30℃）保存
替勃龙片		①已知对本品中任何成分过敏者禁用；②已知、可疑有乳腺癌或有乳腺癌史者、已知或可疑有雌激素依赖性的肿瘤如子宫内膜瘤、哮喘病患者禁用	应整片吞服，不可嚼服，最好能固定每天在同一时间服用	①常见不良反应有下腹痛，毛发生长异常，乳房触痛、生殖器瘙痒、盆腔疼痛，生殖器分泌物、阴道炎，体重增加等；②少见不良反应有瘙痒，乳头疼痛，阴道真菌感染等	避光、干燥处（2～25℃）保存
雌二醇片		①在用药的最初几个月中，会出现乳胀痛、恶心及水肿等，这些症状均为暂时性的；②偶见皮肤反应、头痛，胆结石、哮喘、脱发、偏头痛及静脉血栓栓形成等不良反应；③也曾报道有乳腺癌的发生	子宫切除及绝经后的妇女可在任一天开始服药，不要同时中断，如果患者仍有月经周期，则应在出血的第5天开始服药或遵医嘱		干燥、避光保存。置于25℃以下不要冷藏

续表

常用药物	适应证	禁忌证	服用时间	不良反应	储存条件
雷洛昔芬片	用于预防和治疗绝经后妇女的骨质疏松	①正在或既往患有静脉血栓栓塞性疾病者,包括一切深静脉血栓、肺栓塞和视网膜静脉血栓者禁用;②肝功能减退者包括胆汁淤积、肌酐清除率小于35毫升/分者禁用;③难以解释的子宫出血者及有子宫内膜癌症状和体征者禁用;④对雷洛昔芬或任何赋形剂成分过敏者禁用	每天口服1片,可以在一天中的任何时候服用,且不受进餐的限制	①血管舒张、深静脉血栓形成、外周水肿;②少数患者服药期间会出现潮热和下肢痉挛症状等	遮光,30℃以下干燥处保存,不得冷冻
雷奈酸锶干混悬剂	用于治疗绝经后骨质疏松以降低椎体和髋部骨折的危险性	伴有已确诊的缺血性心脏病、外周血管病和(或)脑血管疾病者或伴有未控制的高血压者,肌酐清除率<30毫升/分的重度肾功能损害者禁用	睡前服用,最好在进食2小时后	通常的不良反应是恶心、腹泻、头痛、意识障碍、静脉血栓、皮疹、湿疹、血肌酸激酶升高等	30℃以下密闭保存
四烯甲萘醌胶囊	用于提高骨质疏松患者的骨量	禁用于正在使用华法林治疗的患者	每天3次,饭后口服	常见不良反应有胃部不适感、腹痛、腹泻、恶心、口腔炎、食欲缺乏、消化不良、便秘、皮疹、瘙痒、头痛、水肿、谷丙转氨酶和谷草转氨酶升高等	遮光,25℃以下保存

续表

常用药物	适应证	禁忌证	服用时间	不良反应	储存条件
特立帕肽注射液	用于有骨折高风险的绝经后骨质疏松的治疗;国外还批准其用于男性骨质疏松和糖皮质激素性骨质疏松的治疗	并发畸形性骨炎、有骨骼疾病放射治疗史、肿瘤骨转移及并发高钙血症者,肌酐清除率小于35毫升/分者,小于18岁的青少年和骨骺未闭合的青少年,对本品过敏者禁用	每天固定时间皮下注射,使用疗程不能超过24个月	①常见不良反应为恶心、肢体疼痛、头痛和眩晕、恶心、抑郁、呼吸困难、胸痛乏力,注射部位一过性轻微反应如疼痛、肿胀、红斑,局部瘀伤、注射部位轻微出血,出汗增加、高胆固醇血症,呼吸困难、低血压等;②不常见的不良反应为高钙血症、高尿酸血症、肌痛、关节痛,多尿,尿频,尿急、尿失禁、痔疮,肺气肿等	在2～8℃的冷藏条件下避光保存

🌿 联合用药注意事项

（1）钙剂、维生素D制剂和抗骨质疏松药物均会使血钙升高，与洋地黄类药物合用时，高血钙易导致洋地黄中毒，诱发心律失常，故不宜合用。

（2）维生素D制剂、避孕药、雌激素能增加钙的吸收。糖皮质激素（地塞米松、泼尼松等）则抑制钙的吸收。

（3）钙剂和维生素D制剂与噻嗪类利尿药合用时，因增加肾小管对钙的重吸收，会增加高钙血症的危险，应避免同时服用。

（4）含镁药物（如抗酸药）与骨化三醇或阿法骨化醇同时服用可能导致高镁血症，故长期接受透析的患者不能服用这类药物。

（5）苯巴比妥、苯妥英钠等酶诱导剂可能会增加维生素D制剂和雌激素的代谢从而使其血浓度降低。应避免合用，必须合用时需遵医嘱调整剂量。

（6）同时服用矿物油（长期）、考来烯胺、硫糖铝和抗酸铝制剂时，可能会减少维生素D制剂的吸收。使用时应间隔开服用。

（7）四烯甲萘醌会使华法林作用减弱，如果患者必须使用华法林，应停止使用四烯甲萘酸，优先进行华法林治疗，并定期监测凝血功能。

（8）口服四环素或喹诺酮药物时，雷奈酸锶需停用，完成抗生素治疗后可再次应用。

（9）同时服用含钙药品或抗酸剂时，与雷奈酸锶的服药时间应至少间隔2小时。

（10）雷奈酸锶只能用水混合服用，因为食物、牛奶或者奶制品可降低其吸收。

（11）双膦酸盐类药物服用后至少间隔2小时以上才能进食及服用钙剂、抗酸药物和其他口服药物，以减少这些药物对双膦酸盐类吸收的影响。

（12）降钙素不宜与双膦酸盐类药物同时使用，因为可能会出现严重低钙血症。

（13）应注意，很多钙剂和抗骨质疏松药物中含有维生素D制剂，避免重复补充维生素D制剂而造成维生素D中毒。例如，阿仑膦酸钠维D_3片是阿仑膦酸钠和维生素D_3的复方制剂，维D钙咀嚼片是维生素D_3和碳酸钙复方制剂，因此在选用药物时应注意维生素D_3的剂量是否超过需要剂量。

🍓 特殊人群用药指导

1. 儿童和青少年用药指导　　儿童和青少年使用钙剂和维生素D制剂是安全的，儿童建议选择颗粒剂、口服液或滴剂，方便服用。2岁以内的儿童，骨化三醇推荐的每天参考剂量为0.01～0.1微克/千克（体重），骨化三醇的溶液剂型适用于婴儿和儿童，溶液可以先放入汤匙然后混入儿童的饮料中（如橙汁等）。目前，国内外儿童和青少年使用抗骨质疏松药物（包括双膦酸盐类、降钙素、雌激素、雷洛昔芬、特立帕肽等）的安全性、有效性的数据有限，一般不推荐儿童或青少年使用抗骨质疏松药物。必须使用时的具体药物治疗一定要在专科医生指导下使用，不可滥用。伊班膦酸的说明书明确指出禁用于儿童。特立帕肽不得用于18岁以下的青少年和开放性骨骺的青年。降钙素除非医生认为有长期治疗指征情况下可遵医嘱长期应用，一般治疗时间不超过数周。

2. 老年人用药指导　　钙剂、维生素D制剂和抗骨质疏松药物老年人均可使用。但老年人往往伴肝肾功能低下,建议在医生指导下使用抗骨质疏松药物,并监测血钙和血肌酐浓度。

3. 妊娠期妇女用药指导　　妊娠期妇女可适当补充钙剂和维生素D制剂。补钙期间需定期检测血钙浓度,以避免血钙过高,影响胎儿发育。多数抗骨质疏松药物禁用于妊娠期妇女,伊班膦酸、帕米膦酸、唑来膦酸、雷奈酸锶和雌激素说明书中均明确指出妊娠期妇女及哺乳期妇女禁用。遇到危及生命的高钙血症,医生权衡利弊后可慎重用药。

🌰 **用药案例解析**

案·例·1

病史:患者,女性,65岁。诊断为绝经期骨质疏松,医生医嘱阿仑膦酸片(70毫克,每周1次)+牡蛎碳酸钙片(150毫克,每天3次)+骨化三醇胶丸(0.25微克,每天1次)。阿仑膦酸片每周1次给药,因间隔时间较长,患者经常忘记服药而导致阿仑膦酸片用药不规律,服药期间腕部发生脆性骨折。

解析:骨质疏松作为不可逆的骨骼衰老表现,需要终身管理甚至终身治疗。对于依从性较差的患者,肾功能检测无异常者,可选用静脉制剂如唑来膦酸注射液,约一年给药1次,以提高患者依从性,降低骨折发生率。钙剂和维生素D制剂是骨质疏松的基础治疗措施,需常年服用,不可自行停药。

案·例·2

病史：患者,女性,56岁。围绝经期,服用牡蛎碳酸钙片(每片含钙150毫克,每次1片,每天3次)和骨化三醇,预防绝经期骨质疏松,用药半年后血钙控制在正常范围。后患者自行将碳酸钙换为维D钙咀嚼片(每片含钙300毫克,维生素D 100单位)按原来每天3次,每次1片的方法服用,同时骨化三醇剂量不变,6个月后复查血钙高于正常值。

解析：患者既往服用的是牡蛎碳酸钙片,其中每粒含钙150毫克,不含维生素D,后换用了维D钙咀嚼片,维D钙咀嚼片是维生素D_3和碳酸钙的复方制剂,每粒含钙300毫克,含维生素D 100单位,仍按原来牡蛎碳酸钙片的用法,实际上增加钙和维生素D的摄入且患者同时补充的骨化三醇是维生素D_3活性成分,两者长期同时服用可导致高钙血症甚至维生素D中毒。因此,患者在选用钙剂和维生素D_3时应注意其中所含成分和具体剂量,在医生或药师指导下调整药物。

温 馨 提 示

(1)骨质疏松预防重于治疗,使用抗骨质疏松药物同时需补充足够的钙剂和维生素D。

(2)骨质疏松需长期用药,患者需提高服药依从性,不可随意增减剂量或停药。

(3)选择药品需注意成分,不可自行调整用药。

用 药 常 见 问 题 解 析

Q1 绝经后一直服用钙片,是不是就不会出现骨质疏松了?

答： 绝经后妇女因为雌激素缺乏导致钙吸收减少,为预防骨质疏松,需要早期补充钙剂,同时还需补充维生素D促进钙吸收。但需要注意钙补充不足时也可能会出现骨质疏松,钙剂的补充量要达到身体需要量,通过对血钙和尿钙的检测,由医生决定是否需要增减钙剂和维生素D剂量。

Q2 患者骨质疏松,一直在服用阿仑膦酸钠,每周1次,有一次忘记吃了怎么办?

答： 如果漏服了一次每周剂量,应当在记起后的早晨空腹服用1片。不可在同一天服用2片,而后按照最初选择的日期计划,仍然每周服用1片。

Q3 患者在服用阿仑膦酸钠后出现胸骨后疼痛,需要停药吗?

答： 阿仑膦酸钠属于双膦酸盐类药物,此类药物口服后可能对上消化道黏膜产生局部刺激。为了降低对食管的刺激,建议用一满杯水吞服药物,并且在至少30分钟内及当天第一次进食之前不要躺卧。就寝前或清早起床前不要服用本药。不要咀嚼或吮吸药片,预防口咽部溃疡。一旦出现吞咽困难、吞咽痛、胸骨后疼痛或新发胃灼热或胃灼热加重,应立刻停用药品并及时就医。

Q4 已经绝经了的妇女，绝经期症状严重，去药店自行购买雌激素补充可以吗？

答： 雌激素可以缓解绝经期症状，但由于雌激素类药物与子宫内膜癌、乳腺癌及心血管风险的相关性存在争议，临床应用风险较大，切不可在无医生指导下自行购买使用。临床确需使用者需在医生指导下，确定有明确适应证、排除禁忌证后，根据每位女性特点评估利弊情况后使用，使用后还需坚持定期随访和进行安全性监测（尤其是乳腺和子宫）。

Q5 患者在服用雷洛昔芬期间摔倒，左腿骨折需要卧床、不宜活动，是骨质疏松加重了吗？需要换药吗？

答： 骨质疏松患者容易骨折，应避免摔跤。患者是否是骨质疏松加重需要医生根据骨密度等检测结果做出判断。骨折后需要遵医嘱换用其他非雌激素类抗骨质疏松药。因雷洛昔芬及雌激素类药物可能会引起深静脉血栓，所以一些因疾病或其他情况而需要长时间制动的患者应停用此类药物。在出现上述情况时应立即或在制动之前3天停药。直到上述情况被解决或患者可以完全活动才能再次开始使用雷洛昔芬。

Q6 患者在静脉输注伊班膦酸钠后出现了发热、肌肉疼痛的症状，这个严重吗？需要治疗吗？

答： 静脉输注含氮双膦酸盐可能会引起一过性发热、肌肉疼痛、骨痛等类流感样不良反应，多在3天后明显缓解，症状明显者可用非甾体抗炎药进行对症治疗。严重不能耐受者需及时就医。

Q7　患者想要去拔牙，需要停用阿仑膦酸钠吗？

答：　双膦酸盐类药物的罕见不良反应是下颌骨坏死，患有严重口腔疾病或需要接受牙科手术的患者不建议使用此类药物（如正在服用者可停药半年后或骨吸收生化标志物达到正常水平后再施行手术，而且手术后一般停用双膦酸盐3个月）。

Q8　肝功能不好者可以选择哪些维生素D制剂？

答：　肝功能不好者应选择骨化三醇，避免选择阿法骨化醇，因为阿法骨化醇在肝脏被迅速转化成活性维生素D，肝功能不好可影响其转化。

Q9　慢性肾脏疾病患者可以选择哪些维生素D制剂？

答：　维生素D_3需要在肾脏活化成活性维生素D才起作用，慢性肾脏疾病患者因肾脏损伤，可能存在维生素D活化障碍，因此容易发生骨质疏松而且补充普通维生素D_3制剂效果不佳。而阿法骨化醇和骨化三醇是活性维生素D，均不需要在肾脏活化即可发挥作用，因此，肾功能不好的患者要选择阿法骨化醇或骨化三醇进行维生素D的补充。其中，阿法骨化醇还需要经过肝脏活化起作用，若患者肝肾功能均不好，可选择骨化三醇。

Q10特立帕肽注射液如何保存？

答：　特立帕肽注射液应在2～8℃的冷藏条件下避光保存。注射笔应在使用后立即放回冰箱，不得冷冻。不得将注射笔在安装有针头的状态下储藏。特立帕肽注射液一旦打开,于 2 ～ 8℃环境中最多可储存28天。

Q11 预防骨质疏松必须要使用药物吗?

答: 骨质疏松的防治措施主要包括基础措施、药物干预等,基础措施包括调整生活方式和骨健康基本补充剂。调整生活方式主要包括:①加强营养,均衡膳食;②充足日照;③规律运动,④戒烟;⑤限酒;⑥避免过量饮用咖啡;⑦避免过量饮用碳酸饮料;⑧尽量避免或少用影响骨代谢的药物等。一般来说,钙剂及维生素D制剂,医学上称为骨健康基本补充剂,当饮食中钙摄入不足及体内合成维生素D偏少时,可适量补充钙剂及维生素D。30岁以上的女性,建议要有意识地去户外运动。因此,预防骨质疏松并非必须使用药物。

马慧敏　朱冬春

参 考 文 献

曹敏, 徐书杭, 李春睿, 等. 2015年英国甲状腺学会关于原发性甲状腺功能减退管理声明的解读[J]. 实用老年医学, 2016, 30(10): 879-880.

高尿酸血症相关疾病诊疗多学科共识专家组. 中国高尿酸血症相关疾病诊疗多学科专家共识[J]. 中华内科杂志, 2017, (3): 235-248.

美国甲状腺学会甲状腺激素替代治疗工作组. 2014年美国《甲状腺功能减退症治疗指南》节选[J]. 中国实用内科杂志, 2015, 35(7): 584-590.

杨宝峰, 苏定冯. 药理学[M]. 8版. 北京: 人民卫生出版社, 2013.

中国超重/肥胖医学营养治疗专家共识编写委员会. 中国超重/肥胖医学营养治疗专家共识(2016年版)[J]. 中华糖尿病杂志, 2016, (9): 525-540.

中国成人血脂异常防治指南修订联合委员会. 中国成人血脂异常防治指南(2016年修订版)[J]. 中华健康管理学杂志, 2017, 11(1): 7-28.

中国慢性肾脏病患者合并高尿酸血症诊治共识专家组. 中国

慢性肾脏病患者合并高尿酸血症诊治专家共识[J]. 中华肾脏病杂志,2017,（6）: 463-469.

中国医师协会肾脏内科医师分会. 中国肾脏疾病高尿酸血症诊治的实践指南（2017版）[J]. 中华医学杂志,2017,（25）: 1927-1936.

中华人民共和国国家卫生和计划生育委员会. 高尿酸血症与痛风患者膳食指导. 中华人民共和国卫生行业标准: WS/T 560-2017[S],2017.

中华医学会风湿病学分会. 2016中国痛风诊疗指南[J]. 中华内科杂志,2016,55（11）: 892-899.

中华医学会核医学分会. ^{131}I治疗格雷夫斯甲亢指南（2013版）[J]. 中华核医学与分子影像杂志,2013,33（2）: 83-95.

中华医学会内分泌学分会. 成人甲状腺功能减退症诊治指南[J]. 中华内分泌代谢杂志,2017,（2）: 167-180.

中华医学会内分泌学分会《中国甲状腺疾病诊疗指南》编写组. 中国甲状腺疾病诊治指南——甲状腺功能减退症[J]. 中华内科杂志,2007,46（11）: 967-971.

中华医学会内分泌学分会《中国甲状腺疾病诊疗指南》编写组. 中国甲状腺疾病诊治指南——甲状腺功能亢进症[J]. 中华内科杂志,2007,46（10）: 876-882.

中华医学会心血管病学分会高血压学组. 肥胖相关性高血压管理的中国专家共识[J]. 中华心血管病杂志,2016,（3）: 212-219.